Maria-E. Lange-Ernst

Professor Dr. med. Friedrich Douwes (Vorwort)

Krebs . . . und danach?

HÄDECKE VERLAG

1. Auflage: 1-50.000, Dez. 1984

Design: Interpublic, Bioggio-Lugano.
Fotosatz: Riebold, Offenburg (BRD).
Druck und Einband:
Freiburger Graphische Betriebe, Freiburg.
Printed in Germany.

Erschienen im Walter Hädecke Verlag, 7252 Weil der Stadt.
ISBN 3-7750-0136-0

Inhaltsverzeichnis

Geleit

In dem vorliegenden Buch „Krebs ... und danach?“ versucht die Autorin in leicht verständlicher Weise, Hilfe für die vielen, die an Krebs erkrankt sind, aber auch für diejenigen, die sich vor dieser Krankheit fürchten und sich vor ihr schützen möchten, anzubieten.

Die allgemein in unserer Bevölkerung nicht zu übersehende negative Einstellung zum Krebsproblem führt häufig dazu, daß Patienten und Angehörige ungenügende oder widersprüchliche Informationen erhalten und die notwendige Aufklärung über die Krankheit nicht erfolgt. Das ist keine Pauschalanklage gegen Ärzte, sondern ein besonderes Kennzeichen dieser so komplexen Krankheit.

Bis heute wird die Diskussion immer noch kontrovers geführt, ob es sich bei den Krebserkrankungen um die lokale Erkrankung eines Organs handelt oder um eine allgemeine Erkrankung, bei der die Krebsgeschwulst nur Symptom der Erkrankung ist. Bei einer großen Zahl von Menschen regt sich jedoch der Verdacht, daß auch der Krebs, das große ungelöste Geheimnis der modernen Medizin, den Menschen in seiner Ganzheit erfaßt und Körper, Geist und Seele in gleicher Weise daran beteiligt sind. Daraus folgt in zunehmendem Maße auch die Forderung nach einer ganzheitlichen Therapie, die über die Manipulation an der Geschwulst hinaus geht.

Das Spektrum der Krebsursache reicht von den Karzinogenen und Viren über falsche Ernährung und Bewegungsarmut und anderen schädigenden Einflüssen unserer zivilisatorischen-denaturierten Welt bis hin zur individuell-lebensgeschichtlichen und seelischen Faktoren.

Die Furcht vor Krebs ist angesichts dieser Komplexität verständlich. Sie ist in jüngster Zeit eher noch gewachsen. Sachliche Aufklärung, die diese Ängste abbauen, ist bitter notwendig. Es sollte uns bei dem heutigen Kenntnisstand gelingen, die Krebserkrankung aus der Mythologie des Todes herauszuziehen, denn Krebs ist eine Krankheit wie viele andere mit der Möglichkeit vollständiger Heilung. Aber immer noch bewirkt die Diagnose „Krebs“ bei den meisten Beteiligten nur eine Vorstellung von Unheilbarkeit, Siechtum, Hoffnungslosigkeit, Sterben und Tod. Darum haftet Krebskranken nach wie vor ein negatives Image an, welches sich auf alle Beteiligten, Träger, Angehörige und betreuende Ärzte überträgt. Es wird daher Zeit, Bilanz zu ziehen und sachlich aufzuklären, denn die Fortschritte und Erkenntnisse über diesen Krankheitskomplex sind vielfältig und ermöglichen es durchaus, ein anderes hoffnungsvolleres Bild zu zeichnen. Das vorliegende Buch versucht hier, Hilfe anzubieten.

Krebs begleitet die Menschheit von Anfang an und ist nicht nur multifaktoriell in seiner Entstehung, sondern auch in seinen Auswirkungen. Die bekannten Krankheitsursachen ermöglichen es nicht nur, das persönliche Krebsrisiko zu reduzieren, sondern auch diese Krankheit leichter zu überwinden und besser mit ihr zu leben.

Die Autorin schreibt für Laien und geht in gut verständlicher Form auf viele Probleme ein, die es möglich machen, diese Krankheit in ihrer körperlichen und seelischen-sozialen Dimension samt ihren gesellschaftlichen und ökonomischen Auswirkungen besser zu verstehen. Sie gibt nicht nur Information über die Krankheit und ihre Vielschichtigkeit, sondern auch Hinweise, welche Möglichkeiten bestehen, Eigenverantwortlichkeit zu entwickeln und die Selbstheilungskräfte des Körpers zu stärken. Sie geht auf die Behandlungsverfahren, Nachsorgeprobleme ebenso ein wie auf Ernährungsprobleme oder biologische Behandlungsverfahren. Bei dem vorliegenden Buch handelt es sich um kein Lehrbuch, sondern um den Versuch, ein besseres Verständnis zu erwecken. Das Buch soll und kann nicht das ärztliche Gespräch ersetzen, will auch keine Behandlungsarten bewerten, sondern es will helfen bei allen Interessierten ein besseres Verständnis für die Krebskrankheit zu wecken. Zwar ist das Buch für Laien gedacht, aber vielleicht wird mancher Arzt nach dieser Lektüre seinen einseitig naturwissenschaftlich orientierten Standpunkt aufgeben und in dieser Erkrankung auch die Dimension erblicken, die im heute leider noch üblichen kurzen Arzt-Patient-Gespräch häufig zu kurz kommt.

Professor Dr. Friedrich R. Douwes
Ärztl. Direktor der Sonnenberg-Klinik
Bad Sooden-Allendorf

I

Krebs – eine Herausforderung unserer Zeit

Jedes Zeitalter brachte seit Menschengedenken typische Krankheiten mit sich. Hinter der „letzten Seuche der Menschheit" – so der Krebsforscher Karl-Heinrich Bauer, Gründer des Deutschen Krebs-Forschungs-Zentrums (DKFZ) – verbirgt sich eine der größten Herausforderungen des ausgehenden 20. Jahrhunderts. Galt um das Jahr 1900 die Tuberkulose noch als Todesursache Nr. 1 und nahmen die Herz-Kreislauf-Erkrankungen die vierte, der Krebs gar die achte Stelle in dieser statistischen Erhebung ein, so zeigt sich heute ein völlig anderes Bild. Atemberaubende Fortschritte der Medizin brachten zwar Verbesserungen in der Diagnostik und Therapie, sie führten aber nicht zu Veränderungen im Auftreten bestimmter Erkrankungen. Die Tuberkulose spielt heute als Todesursache eine verschwindend geringe Rolle, während die Herz-Kreislauf-Erkrankungen auf Platz 1 der Statistik rückten, unmittelbar gefolgt von Krebs an der zweiten Stelle. Der medizinischen Entwicklung gelingt es in zunehmendem Maße, Infektions- und Abnutzungserkrankungen erfolgreich zu behandeln und damit das Lebensalter des Menschen eindrucksvoll anzuheben. Aufgrund dieser Tatsache erreichen immer mehr Menschen ein höheres, aber auch gleichzeitig von Krebsgefährdung gekennzeichnetes Alter. 88 % der Krebserkrankungen treten bei Menschen über 50 Jahren auf.

Krebserkrankungen werden chronisch-degenerativen Leiden zugeordnet, die an mehr oder weniger schicksalhaft empfundene Zivilisationserscheinungen gekoppelt sind. Obgleich manche Krebsarten eindeutig positivere Heilungschancen aufweisen, als beispielsweise bestimmte Herz-Kreislauf-Leiden, umgibt den Krebs allgemeinhin eine außergewöhnlich negative, von Vorurteilen geprägte Einstellung. Der Begriff „Krebs" wird möglichst vermieden, da diese Krankheit vielfach gleichbedeutend mit Unheilbarkeit, Hoffnungslosigkeit, Siechtum und Tod verbunden ist. Daran haben vielfältige Aufklärungs- und Früherkennungsmaßnahmen bislang nichts zu ändern vermocht. Im Jahre 1977 ergab eine Umfrage der Deutschen Krebshilfe e. V., daß 66 % aller Bewohner der Bundesrepublik die Furcht vor Krebs an die erste Stelle aller ihrer Ängste setzte, weit vor die Bedrohung durch kriegerische Auseinandersetzungen. Obwohl mir keine neuen Erhebungen bekannt sind, bin ich sicher, daß die Krebsangst eher zu- als abgenommen hat. Krebs besitzt weiterhin sein Negativ-Image, obwohl über ein Drittel aller Krebserkrankungen mit der Erstbehandlung geheilt werden. Für Patienten, Angehörige und Krebsgefährdete bleibt es weiterhin bei der verhängnisvollen Vorstellung: Krebs heißt unverrückbar STERBEN. In diesem Zusammenhang kann der modernen Medizin ein Vorwurf nicht erspart bleiben. Es gelang ihr, trotz aller Therapiefortschritte, keineswegs, die Krebserkrankungen aus der Negativ-Sphäre herauszulösen. Aus diesem Grunde erhält der Patient häufig ungenügende Informationen über seine tatsächliche Situation, denn die Wahrheit gilt darum als unerträglich, da Depressionen, Ängste, auch Selbstmord des Betroffenen vorausgesetzt werden. Das notwendige Vertrauensverhältnis Arzt-Patient gerät in eine Grauzone der Halbwahrheit, des Bagatellisierens, und die Angst des Betroffenen erfährt dadurch eine Steigerung. Dabei erfordert gerade die Krebserkrankung – eine Lebenskrise auf breiter Ebene – ein hohes Maß an Aufklärung und Ehrlichkeit. Sie ruft den behandelnden Arzt neben seinen medizinischen Fähigkeiten auf, menschliche Hilfen anzubieten, den Kranken zu motivieren, sich nicht ergeben in sein Schicksal zu finden, sondern gemeinsam Denkanstöße zu erarbeiten, die Krankheit aus Ohnmacht und seelischer Not herauszulösen und Selbstheilungskräfte des Betroffenen aufzubauen. Nicht umsonst suchen mehr als ein Drittel aller Krebspatienten im Verlaufe ihrer Krankheit Rat bei nichtärztlichen Helfern und probieren auf eigene Faust unkonventionelle, oftmals fragwürdige Heilmethoden aus.

Fortschrittliche Denker und Praktiker aus dem Medizinbereich haben sich darüber den Kopf zerbrochen, ob der Krebs überhaupt als Krankheit im herkömmlichen Verständnis aufzufassen ist. Eine nahezu unübersehbare Anzahl von unterschiedlichen Faktoren wie z. B. Alter, Erbgut, Negativstreß und bestimmte Lebensgewohnheiten, Genußmittelverbrauch, die jeweilige Blutgruppe, das Geschlecht, sexuelle Verhaltensweisen und nicht zuletzt der Einfluß krebserregender Substanzen aus der Umwelt beeinflussen den Beginn, die Art und den Verlauf der Krebserkrankung. Der Wissenschaftler Dr. Lutz Roth/Karlsruhe, hat jüngst eine Liste von 739 krebserzeugenden Umweltschadstoffen zusammengetragen. Sie reichen von Dioxin, Arsen, Benzol über das vieldiskutierte Formaldehyd. Es ist hinlänglich bekannt, daß wir diesen Einflüssen mehr oder weniger alle unterworfen sind. Eine nüchterne Analyse der unterschiedlichen Krebsauslöser fällt schwer. Das Wirtschaftswachstum besaß seit Jahrzehnten absoluten Vorrang, die Krebsursachenforschung hinkt hingegen – weltweit betrachtet – erheblich nach. Eines läßt sich allerdings nicht verleugnen: Die reichen Industrienationen weisen Krebserkrankungen in ansteigender Tendenz auf. Das Wohlleben fordert seinen unübersehbaren Preis. Es ist unter Fachleuten noch immer nicht eindeutig ausdiskutiert, welchen Einfluß unsere Lebensweise, insbesondere die überreichliche Halbernährung als Initialzündung auf die Krebsentstehung nimmt. Es gilt aber als sicher, daß bestimmte Ernährungsweisen einen direkten Einfluß auf das Krebsgeschehen ausüben. Ein Zuviel an industriell gefertigten Füll- statt Lebensmitteln wie Weißmehl, Weißzucker, gehärtete Fette und der weitgehende Verzicht auf Ballaststoffe, der anerkannten „Zahnbürste des Darms“, erhöhen laut epidemiologischer Erhebungen das Risiko, einen Krebs zu entwickeln, beträchtlich. Einige amerikanische Krebsforscher und das National Research Council, sprechen bereits von „ernährungsbedingten“ Krebsarten, zu denen der Magen-, Darm- und Brustkrebs, sowie der Bauchspeicheldrüsen-, Prostata- und Unterleibskrebs der Frau zu zählen sind. Danach gilt die Ernährung als ein ähnlich gefährlicher Risikofaktor wie das Rauchen. Der Standpunkt, zwischen Ernährung und Krebs bestehe kein Zusammenhang, ist unverständlich, besonders dann, wenn diese Behauptung von Ärzten ausgesprochen wird. Es ist z. B. unbestritten, daß der Brustkrebs bei übergewichtigen Frauen einen negativeren Krankheitsverlauf aufweist, als bei normal- bzw. idealgewichtigen Patientinnen. Eine bemerkenswerte amerikanische Studie ergab, daß die Krebshäufigkeit bei Anhängern der Glaubensgemeinschaft der Mormonen um mehr als 50 % niedriger liegt, als bei der durchschnittlichen US-Bevölkerung. Dieser Gruppe sind Kaffee, Tee, Alkohol und Nikotin untersagt, während ballaststoffreiches Gemüse und Obst sowie Milchprodukte den Hauptbestandteil der täglichen Kost aufweisen, und Fleisch und Zucker lediglich in kleinen Mengen erlaubt sind. Die Studie zeigte auf, daß die Mormonen nicht nur acht Jahre länger leben, als die US-Durchschnittsbevölkerung, sondern nahezu 80 % weniger Lungen- und 30–40 % weniger Dickdarmkrebs haben. Diese Ergebnisse schlagen eindeutig zu Gunsten der gesunden Lebens- und Ernährungsgewohnheiten der Mormonen zu Buche. Ähnliche Ergebnisse erbrachten im übrigen auch Erhebungen bei den Anhängern der Sieben-Tage-Adventisten. Das weite Feld der unterschiedlichen Umwelteinflüsse im Hinblick auf die Krebsentstehung beurteilt die Weltgesundheitsorganisation (WHO) mit der Feststellung, daß 88 % der Krebsursachen durch äußere Faktoren bestimmt werden.

Neben den bislang genannten begünstigenden Krebsfaktoren spielen psychosomatische Belastungen bei der Krebsentstehung eine nicht zu unterschätzende Rolle. Ganz bestimmte Persönlichkeitsstrukturen schaffen Voraussetzungen zu Krebserkrankungen, die z. B. in frühen Störungen der Mutter-Kind-Beziehung zu suchen sind. Überängstliche, angepaßte, strebsame, opferbereite Menschen, die zur Verleugnung ihrer eigenen Bedürfnisse neigen, und sich darum in ihrer Selbstverwirklichung als vom Schicksal benachteiligt empfinden, Probleme nicht aussprechen, Wut, Aggressionen und Angst in sich hineinnehmen und das Bild des ausgeglichenen Mitmenschen um jeden Preis aufrechterhalten, tragen den Keim der Krankheitsbereitschaft in sich. Mit Sicherheit gibt es mehr Menschen unter uns, auf die eine derartige Charakterisierung paßt, als Krebskranke. Jedoch verhilft eine kritische Selbstbetrachtung und Änderung der Verhaltensweisen zu bewußter, aktiver Vorbeugung. Der Risikofaktor Seele zeigt, nach Meinung von Experten, ein „exponierendes Verhalten" zum Krebs. Diese Erkenntnis führte zur psychosomatischen Krebsforschung, die auch hierzulande in der Praxis mehr und mehr Beachtung findet. Eine umfassende Krebsbehandlung erfordert – wenn sie nach neuesten Erkenntnissen geschehen soll – eine Berücksichtigung der medizinischen, psychischen und psycho-sozialen individuellen Gegebenheiten. Diese sollten in den Behandlungsfahrplan bereits zum Zeitpunkt der Diagnose aufgenommen werden, um günstige Voraussetzungen dafür zu schaffen, daß die Geschwulstbildung nicht die Krankheit an sich und damit isoliert zu betrachten ist, sondern als Ausdruck fehlgesteuerten Lebens zur Allgemeinerkrankung des Betroffenen wurde, dessen äußerlich sichtbares Symptom die Geschwulst ist.

Der Mensch ist ein vernetztes System aus Körper, Seele und Geist, die zusammenhängen und voneinander abhängig sind! Nicht allein die Entfernung der Geschwulst verspricht Heilung, sondern die Bewältigung körperlicher und seelischer Not, die Änderung von Lebensumständen, die unbewältigte Konflikte anhäuften. Der krebsgefährdete und krebskranke Mensch kann durch eine bewußtere Lebensweise lernen, Verantwortung für seinen Körper zu übernehmen. Die allgemein vernachlässigte Gesundheitsbildung setzt zumeist erst spät ein. Wäre es möglich, in das Angebot der gesetzlich verankerten Vorsorgeuntersuchungen ein Gespräch über gesundheitsbewußtes Verhalten zu integrieren, unübersehbares Leid und ein ebensolches Ausmaß an Kosten für die Maßnahme der Wiederherstellungsmedizin blieben uns erspart.

II

Der Krebs ist so alt wie die Menschheit – was bedeutet er heute?

Aus dem dritten Jahrtausend vor Christus stammen die ältesten überlieferten Schriften und Dokumente, die von der Krebskrankheit und ihrer Behandlung berichten. Chinesische und sumerische Mediziner sprachen von „Regulationsstörungen" und versuchten, diese mit Hilfe von bestimmten Medikamenten und der Akupunktur zu heilen. In den Schriften der alt-indischen Medizin, die vermutlich aus dem Jahre 2000 v. Chr. stammen, wurden zur Krebsbehandlung pflanzliche Wirkstoffe und Mineralien empfohlen, außerdem sollten sichtbare Krebsgeschwüre mit dem Brenneisen ausgeglüht werden. Hippokrates (466–377 v. Chr.), der große Arzt des Altertums, bezeichnete bösartige Geschwulstbildungen als „carcinos", während der lateinische Begriff „cancer" auf die Arbeiten von Aulus Cornelius Celsus (30–50 n. Chr.) zurückgeführt wird. Galenus Galen (129–199 n. Chr.) bemühte sich bereits um eine Erklärung der Krebskrankheit. Er sah in bösartigen Geschwulstbildungen Veränderungen, d. h. ein Anschwellen der Venen, die bestimmte Figuren bildeten und von allen Seiten über Gliedmaße verfügten. Die Bezeichnung Karzinom trifft aus heutiger Sicht nur auf bestimmte bösartige Geschwulstbildungen zu, daher werden die Krebserkrankungen allgemeinhin als „maligne Neoplasien" = bösartige Neubildungen von Körpergeweben bezeichnet. Während beim Tier über 1.000 Krebsarten bekannt sind, kennen wir beim Menschen ca. 100. Diese werden auch als Metastasen, Hyperplasie und Anaplasie bezeichnet. Eine Metastasierung heißt, daß sich Krebszellen aus dem Gewebeverband lösen und über die Blutbahn oder den Lymphweg in andere Gewebe und Organe gelangen, sich dort einnisten und neues Krebsgewebe entwickeln. Hyperplasie bedeutet: unkontrolliertes Wachstum ohne generelle Aussage über deren Ausmaß und Geschwindigkeit. Anaplasie beinhaltet ein unvollständiges Zellwachstum und die Unreife der Zelle ist für deren geänderte Funktions- und Lebensfähigkeit verantwortlich zu machen. Die bösartigen Geschwulstbildungen können grob in vier Arten eingeteilt werden. Die Leukämien, Lymphome, Sarkome und Karzinome. Das Krankheitsbild der Leukämie ist von einer Überproduktion oder Abbaustörung der weißen Blutkörperchen geprägt, deren Funktionsfähigkeit herabgesetzt ist. Die Leukämien oder der Blutkrebs, auch Hämoblastose genannt, befällt alle Altersgruppen, vorzugsweise aber Kinder. Als Lymphome gelten Krankheitsbilder, die von einer Überproduktion der Lymphozyten (Sonderform weißer Blutkörperchen), der Milz und der Lymphknoten gekennzeichnet ist. Als bekannteste Lymphomerkrankung gilt die Hodkin'sche Krankheit, sie ähnelt in ihrer Verlaufsform der Leukämie. Bösartige Veränderungen des Bindegewebes, der Knochen und Muskeln, werden als Sarkome bezeichnet, während Karzinome den Keimschichten der Haut und der Schleimhäute und den Drüsen und ihren Anhanggebilden entstammen. Sie beinhalten den weitaus größten Teil aller Krebserkrankungen. Außerdem gibt es eine Reihe sogenannter gemischter Tumore.

Wir Menschen werden als Träger von Krebszellen geboren, aber dieser Umstand bedeutet keinesfalls, daß sich im Laufe des Lebens eine Krebsgeschwulst bilden muß! Krebszellen werden in ihrem unkontrollierten Wachstum begünstigt, wenn das „Repair“ oder „Immunsystem“ des Körpers erlahmt. Reaktionsfähige „Helfer- oder Killerzellen“ dagegen reagieren auf Zellveränderungen oder bestimmte Entartungen prompt und nachhaltig. Diese werden ständig – und von uns unbemerkt – getötet und ausgeschieden. Ein intaktes Immun- oder Abwehrsystem erweist sich als gewichtiger Dreh- und Angelpunkt, um Krankheiten zu verhindern, zumindest aber deren Verlauf abzuschwächen. Ein Erlahmen der körpereigenen Abwehrkraft fördert ein krankheitsbegünstigendes Milieu im Organismus. Wie wäre sonst die Tatsache zu erklären, daß Menschen unter gleichen schädigenden Einflüssen wie Umweltbelastung, Negativstreß und Fehlernährung nicht oder nur weniger heftig erkranken, während für ca. 230.000 Menschen in der Bundesrepublik pro Jahr die folgenschwere Diagnose Krebs zum Tragen kommt. Keine Krankheit dieser Welt besitzt eine Ursache und ihr ist mit einem Medikament oder einer einzigen Behandlungsmethode beizukommen. Die vielschichtige Erkrankung Krebs resultiert umsomehr aus einer komplexen Anhäufung unterschiedlicher und sich langzeitlich entwickelnder Vorgaben, Begebenheiten und Einflüsse. Wenn wir lernen können, das körpereigene Abwehrsystem gekonnt und systematisch zu unterstützen und damit die Ausbildung und Begünstigung eines „Tumormilieus“ zu bekämpfen verhindern, dann würden die Ärzte eine Möglichkeit in Händen halten, der Zivilisationsseuche Krebs wirkungsvoll zu begegnen. Das komplizierte, körpereigene Immunsystem, ist folgendermaßen zu erklären: „Unser Körper leistet tagtäglich Erstaunliches: Er wird mit hunderten bis tausenden von Krankheitserregern fertig, ohne daß wir etwas davon spüren. Bakterien oder Viren, die über winzige Verletzungen der Haut in den Körper eindringen, werden vernichtet. Erst bei größerer Invasion von Krankheitserregern bemerken wir die Abwehrschlacht des Immunsystems: Es kommt zu Entzündungen und Fieber.

Das Immunsystem ist außerordentlich kompliziert aufgebaut. Man kann es mit einer gutgestaffelten Armee vergleichen. In der ersten Abwehrfront sind unspezifische Systeme am Werk, die sich auf Alles stürzen, das nicht den „Stallgeruch“ des Körpereigenen trägt, also auf Bakterien und Viren wie auch andere Schadstoffe. Dazu gehören die natürlichen Killer-Zellen. Ihr Name ist das Programm: Sie fressen die Eindringlinge regelrecht auf. Sobald das Immunsystem „Feindberührung“ bekommt, werden Signalsubstanzen gebildet. Sie bewirken die Mobilisierung des Immunsystems in mehrfacher Hinsicht. Die zelluläre Abwehr rückt an, außerdem werden spezielle Antikörper produziert. Zwischen zellulärer Abwehr (sie besteht aus verschiedenen Typen von weißen Blutkörperchen, speziell den Lymphozyten) und den antikörperproduzierenden Zellen werden ständig Informationen ausgetauscht, ebenfalls in Form von Signalsubstanzen.

Insgesamt hat der Körper mit dem Immunsystem eine raffinierte Selbsterhaltungsstrategie entwickelt. Ihre Komplexität kann heute erst erahnt werden. Wird das Immunsystem geschwächt – etwa durch Zytostatika – so ist äußerste Vorsicht geboten. Dann nämlich wird der Organismus anfällig für Krankheitskeime, die zu schweren Schäden führen können.“
Mit freundlicher Genehmigung – MSK-MAGAZIN 4/1983

Der Krebskranke besitzt bereits sein spezifisches Tumormilieu. Der Krebs gilt nicht als vererbbar, trotzdem treten nachweislich familiär gehäuft Geschwulsterkrankungen auf. Ist etwa eine ererbte Anlage zur Immunschwäche als begünstigender Faktor für die Ausbildung des Krebses verantwortlich zu machen? Ja, kann und muß die Antwort lauten! Dem aber nicht genug, es gibt eine große Zahl von begünstigenden, unterschiedlichen Möglichkeiten, die im Krebsgeschehen eine wesentliche Rolle spielen. Eine genetisch bedingte Immunschwäche ist ein Teil des gesamten Komplexes, der zur Ausbildung von Krebs und zur Fehlsteuerung der Zellen führen kann.

Da die Zellalterung nach neuen Erkenntnissen als eine der Hauptursachen der Krebsentstehung zu betrachten ist, tragen einige Kenntnisse der sogenannten Zellphysiologie zum Verständnis der Zellentartung bei. Wir Menschen sind aus einer Zelle, der Verbindung von Samen und Ei, entstanden. Diese Zelle teilt sich, bis nach ca. 280 Tagen ein lebensfähiger Säugling das Licht der Welt erblickt. In dieser Zeit sind aus einer einzigen ungefähr 30 Billionen Zellen durch das wundersame, dynamische Zellteilungsverfahren entstanden. Sie alle tragen die notwendigen Chromosomen und Erbmerkmale in sich. Jeder Erwachsene verfügt späterhin über ca. 60–100 Billionen Zellen. Die einzelne Zelle besteht aus Plasma und Zellkern und aus der sie begrenzenden Zellwand. Der wichtigste Bestandteil der Zelle ist ihr Kern. Er steuert alle Lebensvorgänge im kleinsten Baustein des Körpers. Das Zellplasma oder Zytoplasma, eine gallertartige Substanz, besteht aus dem Grundplasma und den Zellorganellen, zu denen die Mitochondrien, der Golgiapparat, die Centriolen, Ribosomen, Lysosomen und letztendlich das endoplasmatische Rektikulum gehören. Als „Minikraftwerk" der Zelle gelten die Mitochondrien. Mit Hilfe von Enzymen = Steuerungsstoffen, erledigen sie eine wichtige Arbeit, Einfach-Zukker in Energie umzuwandeln. Das endoplasmatische Rektikulum, ein netzartiges System aus Bläschen und Kanälen, die alle untereinander verbunden sind, bildet lebenswichtiges Eiweiß, Glykogen und Enzyme und hat gleichzeitig Transportaufgaben innerhalb der Zelle zu übernehmen. Der Golgiapparat besteht aus einem netzartigen Gefüge, das Material für Membranen bzw. Zellwände herstellt und gleichzeitig Eiweiß, Enzyme und Hormone aus der Zelle abgibt. Die Lysosomen können als eine Art Verdauung im Zellgeschehen betrachtet werden. Sie bauen Stoffwechselschlacken innerhalb der Zelle ab. Die Ribosomen sind Körnchen, die sowohl im Grundplasma, im Zellkern, in den Mitochondrien und an den Außenflächen des endoplasmatischen Rektikulums anzutreffen sind. In den Ribosomen wird Eiweiß gebildet, das innerhalb der Zelle benötigt und auch aus ihr hinausgeschleust wird. Die Zellwände, gleichzeitig Schranke und Durchgang, sind für den Einlaß und Austausch zwischen den Zellen und ihrer unmittelbaren Umgebung zuständig. Durch sie werden Nährstoffe und Sauerstoff aufgenommen und genutzte Bestandteile hinausgeleitet. Die Zellwände verhindern, daß wertvolle Zellbestandteile in die Umgebung sickern. Im allgemeinen sorgen die Zellwände dafür, daß die Zusammenarbeit von Geweben und Organen reibungslos abläuft. Da die Zellen unterschiedliche Aufgaben erfüllen, sind an ihrer Struktur auch bestimmte Unterschiede zu entdecken. Eine Nervenzelle oder die eines roten Blutkörperchens unterscheidet sich von der Zelle der Hautdeckschicht. Zellen können außerdem zu- oder auch abnehmen, und sie können zugrundegehen, wenn bei unzureichender Durchblutung und Sauerstoffversorgung wichtige Lebensvorgänge unterbrochen werden. Die meisten Zellen des Körpers besitzen die wunderbare Fähigkeit, sich zu erneuern, da sie auf eine kurze Lebenszeit programmiert sind. So leben z. B. die Zellen der roten Blutkörperchen nur maximal 100–120 Tage, dagegen sind die Nervenzellen des menschlichen Körpers für das ganze Leben bestimmt. Sterben diese ab, sind sie nicht wieder zu ersetzen. Im Zellkern befindet sich ein winziges Kernkörperchen. Es gilt als die Grundlage aller lebenswichtigen Zellinformationen (RNS = RiboNuklein-Säure und DNS = DesoxyRibo-Nuklein-Säure). Im Organismus eines gesunden Erwachsenen teilen sich durchschnittlich pro Sekunde 4 Millionen Zellen. Diese Dynamik ist im Vergleich zur Wachstums- und Entwicklungsphase bereits eingeschränkt, um den natürlichen Ausgleich zwischen Zellauf- und -abbau zu schaffen. Der Mensch würde sich bei unbegrenzter Zellteilung zu einem unvorstellbar großen und breiten Monster entwickeln. Für das normale Einpendeln des Zellhaushaltes ist das sogenannte Zellfließgleichgewicht zuständig. Es wird von den Lymphozyten, insbesondere von den T-Lymphozyten (bestimmten Bestandteilen des Blutes) reguliert. Diese entwikkeln ebenfalls die „Helfer- oder Killerzellen“, indem sie kranke, entartete und alte Zellen sofort aufspüren und rasch unschädlich machen. Das menschliche Abwehrsystem wird nahezu täglich im Laufe des Lebens mit Zellveränderungen, Fehl- und Mißbildungen konfrontiert. Eine ernsthafte Gefährdung findet erst dann statt, wenn entartete Zellanhäufungen ungehindert weiterwachsen können. Im Hinblick auf die bösartige Geschwulstbildung besitzt z. B. ein einziger Kubikzentimeter entartetes Gewebe ca. 17 Millionen (!) Zellen. Zu diesem Zeitpunkt fühlt sich der Betroffene zumeist wohl, er verspürt keine Beschwerden, obwohl Millionen entarteter Zellen ihr Eigenleben im Organismus führen.

Wie können die Hilfen für ein erlahmtes Abwehrsystem aussehen? Eine der wichtigsten Voraussetzungen ist die Umstellung der Ernährung auf vitalstoffreiche Vollwertkost, angereichert mit notwendigen Nahrungsergänzungsstoffen. Weiterhin sind die Motivation zu geistiger Mitarbeit, die strikte Drosselung von streßabhängigen Einflüssen, die Sanierung des Darmmilieus und die Aktivierung der innerzellularen Atmung durch zusätzliche Sauerstoffzufuhr wichtig. Weiterhin sollten Anregungen der Bindegewebstätigkeit und eine Unterstützung der Leberfunktionen Beachtung finden. Alle Rück- und Umstimmungsmöglichkeiten können aber nur greifen, wenn körperliche und geistig-seelische Abwehrmechanismen gemeinsam mobilisiert werden. Der Gesundungs- und Überlebenswille muß durch Hoffnung genährt sein. Diese wächst durch Zuwendung und Gespräche, vor allen Dingen durch Trost.

Eine Arbeitsgruppe um Prof. Dr. Maria Blohmke an der Universität Heidelberg unterstützte auf bemerkenswerte Weise die Theorie von der seelischen Einflußnahme auf das Krebsgeschehen. Ratten wurden krebserzeugende Substanzen (Viren) injiziert. Es überlebten die behandelten Tiere, die frühzeitig in ihrem Leben gestreichelt worden waren länger, als Ratten, die keine Zuwendung und Streicheleinheiten erhielten und vor allen Dingen isoliert gehalten wurden. Ob diese Voraussetzungen auf den Menschen anwendbar sind, wird die Zukunft zeigen, aber unbewältigte Konflikte aus der Vergangenheit, unbewußte Schwachstellen der seelischen Stabilität, können die Krebserkrankung nicht nur einleiten, sondern fördern. Werden zusätzliche Faktoren offenkundig, z. B. starke plötzliche oder schwelende Belastungen wie Arbeitslosigkeit, Verlust eines geliebten Menschen, Einsamkeit und andere seelische Streßsituationen, ist eine geschwächte Persönlichkeitsstruktur vorhanden, kann der Krebsdurchbruch leichter geschehen. D. h. unter dem übergroßen seelischen Druck bricht das körpereigene Abwehrsystem zusammen, die Regenerationsfähigkeit wird gelähmt und die Krebszellen können sich ungehindert vermehren.

Ich erwarte schon Ihr Aufbegehren, liebe Leser. Behauptungen mit dem Tenor, so einfach kann das doch wohl gar nicht sein ... Ich entgegne Ihnen, psychische Gründe allein können die Krebskrankheit nicht auslösen. Der Krebs entsteht durch eine Vielzahl von Faktoren, die einem Mosaik vergleichbar sind. Eine große Zahl der vielen Steinchen muß noch aufgespürt und identifiziert werden, um das Bild zu vervollständigen. Wie lange dieses überlebenswichtige Vorhaben für uns alle dauern wird, weiß niemand zu sagen.

Ein weiterer, unübersehbarer, krebserregender Faktor ist die Vielfalt von Substanzen, mit denen wir täglich durch die Atemluft, die Nahrung, durch die Umwelt, konfrontiert werden. Es handelt sich dabei um sogenannte Karzinogene, denen die Eigenschaft zugeschrieben wird, ein Fehlverhalten im Zellhaushalt des Organismus anzuregen und weiterhin zu stimulieren. Der Begriff „karzinogen" hat zu Recht in unserem Alltag bereits seinen festen Platz eingenommen. Häufig beobachtet man im geselligen Kreis, wenn eine Zigarette an der Kerzenflamme entzündet wird, ein schnell gezücktes Streichholz oder Feuerzeug mit dem Hinweis: Nur nicht an der Flamme, das kann doch Krebs erzeugen. Der Witz allerdings ist, daß der Zigarettenrauch, wo immer der Glimmstengel entzündet sein mag, krebserregende Substanzen in sich birgt. Ich kann von dieser Stelle aus keinen fanatischen Anti-Raucher-Feldzug beginnen oder mich über die gegensätzlichen Meinungen aus aller Welt zu diesem Thema verbreiten. Ich möchte nur zu bedenken geben, daß niemand von uns in der Lage ist, krebserzeugende Substanzen völlig auszuschalten, aber nach Möglichkeiten suchen kann, diesen nach Kräften und in Eigenverantwortung für seinen Körper zu entgehen. Krebserzeugende Stoffe stammen vornehmlich aus dem weiten Bereich der Chemie. Als Wegbereiter für diese Erkenntnis in der Krebsursachenforschung gilt die Entdeckung der Berufskrebse. Z. B. der Hodensackkrebs des Schornsteinfegers, der Blasenkrebs des Anilinarbeiters, der Hautkrebs des Straßenbauarbeiters, der mit Teersubstanzen in Berührung kommt. Die Entdeckung der Berufskrebse führte zu der Lehre von den chemisch-karzinogenen Substanzen. Diese sind insbesondere im Rauch, in Ruß und Teer, in Asphalt, Paraffin und Pech, im Mineralöl u. ä. zu finden. Teerbestandteile sind Anilinabkömmlinge, sie verursachen nachweisbar Blasenkrebs. Von den Benzol-Abkömmlingen ist insbesondere das Benzpyren zu erwähnen. Dieser Stoff, gleich welcher Herkunft, kann Krebs erzeugen, wo immer er zur Wirkung gelangt. Er entsteht bei jeder unvollkommenen Verbrennung, z. B. in den Verbrennungsmotoren unserer Autos, die ihre Abgase an die Umwelt abgeben. Chemisch einfach gebaute Karzinogene liefern die Nitrosamine – sie wurden 1956 entdeckt. Bei ihrer Entstehung spielen Nitro-Gase eine Rolle. Im Tierversuch sind sie hoch krebserregend. Sie bewirken Geschwüre an den unterschiedlichsten Organen, darunter auch solche am Zentral-Nervensystem. Wenn der menschliche Organismus nitrit- oder nitrathaltige Nahrungsmittel aufnimmt, können bei gleichzeitigem Vorhandensein sekundärer Amine-krebserregende Nitrosamine gebildet werden. (Von der Möglichkeit, dieser Verbindung wirksam zu begegnen, wird noch ausführlich die Rede sein.) Neben echten, d. h. nachweislich krebserzeugenden Stoffen, gibt es auch sogenannte „Co-Karzinogene". Sie gelten als spezifisch krebsbegünstigende, chemisch faßbare Substanzen, die in Verbindung mit anderen Stoffen den Krebs fördern bzw. erzeugen können.

Für die physikalischen Krebsverursacher waren ebenfalls Berufskrebserkrankungen wegweisend. Es handelt sich um den „Lichtkrebs" der Bauern und Seefahrer, den „Röntgen-" und „Radium-Berufskrebs" sowie den „Lungenkrebs", hervorgerufen durch Radiumeinflüsse. Äußere und innere Strahlen-Krebserkrankungen traten früher sehr häufig nach einer Röntgentherapie auf. Strahlen mit kurzen Wellenlängen (kürzer als das sichtbare Licht), Ultra-Violett-Strahlen, Röntgen-Strahlen und alle energiereichen Teilchenstrahlen, d. h. Strahlen aus radioaktiven Stoffen, gelten als potentiell krebserzeugend. Entscheidend für die Krebsauslösung sind weniger die Wellenlängen, als vielmehr die Intensität, die Gesamtdosis der Strahlen. Energiereiche, radioaktive Partikel aus Atombombenexplosionen, erhöhen das allgemein krebserregende Milieu unserer Umwelt. So wurden z. B. aus Hiroshima mehrere hundert Leukämiearten gemeldet. Über die Nahrungsaufnahme können radioaktive Substanzen in und an den Organen schwerwiegende Schäden hervorrufen. In diesem Zusammenhang ist das Strontium 90 zu erwähnen, weil es im Knochen gespeichert wird und Knochensarkome und vom Knochenmark ausgehende Leukämien hervorrufen kann. Werden alle Chemie- und Strahlennoxen (Giftstoffe) zusammengefaßt, so können wir heute von über 700 exogenen Krebsbewirkern sprechen. Es handelt sich dabei um Neben- und Abfallprodukte unserer allgegenwärtigen Technik, um körper- und naturfremde Stoffe, die unsere Umwelt tiefgreifend verändern, und für die der menschliche Körper offensichtlich keine Schutzinstinkte und Abwehrmechnismen entwickelt hat. Ganz gleich, ob es sich um Substanzen aus Mineralöl, Kohle, chemische Produkte, um Strahlungs- und Kernenergie handelt, erst im späten 20. Jahrhundert wird den Menschen mit Erschrecken klar, welche Zeitbombe sie sich mit der Technisierung, Chemiesierung und physikalischen Umgestaltung der Umwelt gelegt haben. Neben der Erkenntnis, daß die erbarmungslose, vom Menschen selbst geschaffene Zivilisation auf vielfältige Weise Körper und Seele Schaden zufügt, müssen wir uns mit der Tatsache auseinandersetzen, daß Neben- und Abfallprodukte dieser hochtechnisierten Industrie immer mehr krebserzeugende Substanzen in eine ohnehin – bis an das Maß des Erträglichen – überbelastete Umwelt einschleusen. Wie wirkt sich diese Realität aus? Alle Versuche besagen eindeutig: Die Dosis und die Zeit entscheiden darüber, eine Krebserkrankung zu entwickeln. Das heißt im Klartext, auch allerkleinste Dosen der krebserzeugenden Stoffe werden über die gesamte Lebenszeit addiert, diese Summe der Substanzen entscheidet weitgehend über die Häufigkeit der Erkrankungen. Hier kommt, statistisch gesehen, die Anhäufung der

Krebsfälle im Alter zum Tragen. Alter bedeutet, karzinologisch betrachtet, eine lange gelebte Latenzzeit. Es haben sich regelmäßig Einzeldosen Tag für Tag addiert, um der Krebserkrankung Vorschub zu leisten. Das Alter begünstigt den Krebs, aber es erzeugt ihn nicht! Die Anhebung unserer Lebenserwartung beinhaltet eine entscheidende Ausgangssituation für die Zunahme der Krebserkrankungen in den Industrienationen – sie ist aber keineswegs die einzige. Der Mensch des späten 20. Jahrhunderts fragt sich besorgt: Wie kann ich mich wehren – die körpereigene Abwehr stärken – was kann ich für eine Veränderung meiner Lebensbedingungen tun?

Ich möchte Ihnen Wege aufzeigen, wie Sie der Gefährdung täglich aktiv begegnen können. Insbesondere möchte ich versuchen, den Menschen die Hoffnungslosigkeit zu nehmen, die sich vor der Diagnose Krebs fürchten oder diese mit mehr oder weniger geschickten Worten zu einem Zeitpunkt erfahren, der sie in die dunkelsten Untiefen, in die Krise ihres Lebens stürzt. Es gibt Hoffnung. Sie erstreckt sich auf alle Möglichkeiten, die der modernen Medizin zur Verfügung stehen und weiterhin auf Behandlungsangebote, die den Menschen als Ganzes erfassen und zu einer günstigen Beeinflussung des Krankheitsverlaufes beitragen. Hoffnung, Eigenverantwortung und Initiative muß der Krebsgefährdete und der Patient selber in die Waagschale werfen, sie gehören zu den wichtigsten Waffen gegen den Krebs.

III

Die Behandlungsmöglichkeiten

Was muß ich wissen – was geschieht mit mir?

Gerade bei der Behandlung einer Krebskrankheit sollten Sie genauestens Bescheid wissen, denn Sie allein geben Ihre Zustimmung für alles, was weiterhin geschieht. Es handelt sich um die schriftliche Einwilligung, die Ihrer eigenen Überzeugung entspricht: Der Eingriff ist wichtig und richtig, ich habe Vertrauen und weiß mich in guten Händen. Meistens liegen die Dinge anders. Die Furcht vor dem Krebs, die Krankenhausatmosphäre und ihre allgemeine seelische Ausnahmesituation, veranlassen Sie zu Duldung und Passivität. Sie legen verständlicherweise die Verantwortung für Ihren Körper und Ihre Gesundheit widerspruchslos in die Hände der Ärzte und wagen es nicht, gerade die Fragen zu stellen, die Ihnen auf der Seele brennen. Wenn Sie Ihr Schicksal nach Kräften mitbestimmen möchten, müssen Sie darüber eingehend aufgeklärt sein, was mit Ihnen tatsächlich geschieht. Bitten Sie darum gemeinsam mit Ihrem Partner oder einem anderen Familienmitglied den zuständigen Arzt um ein erläuterndes, ehrliches Gespräch über die geplante Vorgehensweise. Haben Sie den notwendigen Mut, Fragen zu stellen, vor allem dann, wenn Sie bestimmte Fachausdrücke nicht einordnen können. Bleiben Sie hartnäckig, schließlich geht es allein um Ihren Körper und Ihre Gesundheit und nicht darum, ein angepaßtes Verhalten zu zeigen, um den Ärzten nicht gerade das zu stehlen, was sie offenbar am wenigsten besitzen: die Zeit. Sie tragen Verantwortung, daraus erwachsen Eigeninitiative und Selbstwertgefühl. Selbstverständlich können Sie den Arzt dann nicht mit Fragen überfallen, wenn er dadurch mit seinem Terminplan hoffnungslos durcheinander gerät. Er wird verständlicherweise unwirsch. Bitten Sie darum lieber um einen Termin am geeigneten Ort und zur geeigneten Zeit und lassen Sie sich keinesfalls mit den knappen Worten abspeisen: „Das schaffen „wir" schon, . . . machen Sie sich keine Sorgen . . ."

Für ein aufklärendes und befriedigendes Gespräch mit dem Arzt, benötigen Sie ein Grundschema des Wissens um den Krebs.

1. Krebszellen wachsen, im Gegensatz zu normalen Zellen, unkontrolliert und nach eigenen Gesetzen.
2. Krebszellen können mittelbar und unmittelbar Nachbargewebe angreifen und schädigen. Sie dringen z. B. in die Blutgefäße und Lymphbahnen ein, die Folgen sind Streuungen und Tochtergeschwulste.
3. Krebsgewebe im Organismus mindert die Abwehr Ihres Körpers, giftige Stoffwechselprodukte überschwemmen nach und nach den Körper.
4. Damit die Erstgeschwulst möglichst keine Metastasen bilden kann, ist eine frühzeitige umfassende Behandlung erforderlich.
5. Die drei wichtigsten Säulen der Krebsbehandlung sind die
   - Operation, die
   - Strahlentherapie und die
   - Behandlung mit Medikamenten.
5. In der Regel kann eine Therapieform die andere nicht völlig ersetzen.
7. In den meisten Fällen wird eine Kombination der Behandlungsmöglichkeiten erforderlich sein.
8. Keines der Therapieangebote ist als ideal zu betrachten – es können Nebenwirkungen mit unterschiedlichsten Beeinträchtigungen auftreten.
9. Das Ärzteteam ist verpflichtet, den individuellen Zustand des Patienten und seine Erkrankung im Hinblick auf die Behandlungsmöglichkeiten, Risiken und Nebenwirkungen gewissenhaft zu überdenken und zu planen.
10. Ist die Geschwulst im Frühstadium entdeckt, und sind Absiedelungen von Metastasen nicht zu vermuten, wird in erster Linie operiert und/oder auch bestrahlt.
11. Haben die verschiedenen Untersuchungen ergeben, daß die Geschwulst nicht mehr örtlich abgrenzbar ist, und die Gefahr der Streuung bereits vorliegt, bzw. Metastasen erkennbar sind, wird u. U. eine medikamentöse Behandlung vorgeschlagen, um Tochtergeschwulste zu vernichten.
12. Natürlich werden Sie auch persönliche Fragen an den Arzt haben, die nur Sie allein betreffen. Verdrängen Sie diese

nicht. Alles was verunsichert und kümmert, macht zusätzlich krank und verringert die Abwehrmöglichkeiten, die Ihr Körper und Ihre Seele gerade zu diesem Zeitpunkt dringend benötigen.

Eines sei über die Krebserkrankungen aller Art angemerkt: Krebs ist nicht ansteckend!

Selbst bei Geschwulstbildungen an den Geschlechtsteilen, brauchen Sie, nach dem heute abgesicherten Stand der Erkenntnis, eine Ansteckung n i c h t zu befürchten!

Welche Gefahren birgt eine Operation?

In den vergangenen Jahrzehnten wurden die Operationstechniken stetig verbessert und verfeinert. Es kann von einem Höchstmaß an Perfektion im Hinblick auf die Narkose und die operativen Möglichkeiten gesprochen werden, so daß die Sicherheit vor Komplikationen während und nach dem Eingriff nahezu gewährleistet ist. Die Operationsrisiken als solche sind – immer gemessen am Ausmaß der Erkrankung – im allgemeinen als gering anzusetzen. Natürlich ist und bleibt jede Operation ein nicht zu unterschätzender Eingriff in den Organismus. Für den Chirurgen und jede andere ärztliche Behandlung des Tumorleidens ist oberstes Gesetz, jede Streuung bzw. Metastasierung zu vermeiden, sowohl während der Operation, als auch durch bestimmte Untersuchungsverfahren. Das heißt im Klartext: Während der Operation muß unbedingt vermieden werden, daß der Tumor verletzt wird und eine Krebsausschwemmung in die Blutbahn erfolgt. In dieser Hinsicht kann selbst eine Punktion oder Probeexzision dann gefährlich werden, wenn diese das Gewebe verletzt. Außerdem greift jeder chirurgische Eingriff die natürlichen Abwehrmechanismen des Betroffenen an. Die psychosomatischen Belastungen einer Operation kommen dabei ebenso zum Tragen, wie die verstärkte Anforderung an den geschwächten Organismus z. B. durch die Anästesie.

Wichtig für Sie ist: Wenn Sie spüren, daß der Arzt Ihres Vertrauens einfühlsam und umsichtig vorgeht und Ihnen das Gefühl der Sicherheit vermittelt, geben Sie sich in seine Hände und lassen Sie sich vertrauensvoll fallen. Ihr Körper wird von der Last des Tumors befreit, er kann danach aufatmen und zu neuen Kräften finden.

Als die klassische Möglichkeit, dem Krebs wirkungsvoll zu begegnen, gilt heute die Operation. Statistiken besagen, daß allein durch den chirurgischen Eingriff mindestens 30 % aller Geschwulsterkrankungen als beseitigt gelten können – um das Wort „Heilung" nicht zu strapazieren! Voraussetzung ist natürlich, daß die Krebserkrankung frühzeitig erkannt und möglichst umgehend eine Behandlung erfolgt. Von dem ehernen Gesetz: „Lieber zu viel als zu wenig wegoperieren", nehmen heute zahlreiche Chirurgen bewußt Abstand. Jedoch kann über das Ausmaß der notwendigen Operation, vor allem darüber, welches Gewebe erhalten bleiben kann, nur der Arzt und seine jeweilige Operationstechnik und Auffassung entscheiden. Sie, verehrte Leser, wissen vielleicht, daß sich mancher Krebs im Gewebe abkapseln kann, sich dort nicht rührt und vom Abwehrsystem geduldet wird. Es bleibt abzuwägen, ob diese Art von Zeitbombe weiterhin ruhig bleibt oder zu ticken beginnt, aufbricht und Tochtergeschwulste streut. Auch wenn Sie in den verschiedenen Medien immer wieder Warnungen lesen und hören: „Es wird viel zuviel operiert", dann sollten Sie unbedingt Ihren Arzt oder mehrere Experten ins Vertrauen ziehen, diesen Rat diskutieren und nicht leichtfertig den Gefahren aus dem Wege gehen.

Eine wichtige Voraussetzung für den Gesundungsprozeß ist, daß Sie sich in der Krankenhausatmosphäre möglichst wohlfühlen. Dafür müßten Sie allerdings Ihre Bedürfnisse offen aussprechen. Wenn Sie lieber allein sein wollen, weisen Sie Ihre Angehörigen und Freunde darauf hin, versuchen Sie weitgehend, auf echte Sorge und Zuwendung einzugehen, selbst wenn Sie sich in Ihren ureigenen seelischen Tief befinden und meinen, daß Sie ohnehin niemand versteht. Ich weiß aus eigener Erfahrung, daß Ärzte und Pflegepersonal häufig großer Zeitnot unterliegen. Trotzdem, es ist bekannt, daß Sie Hilfe und Aufmunterung in Ihrer Situation benötigen. Machen Sie einen schüchternen

Anfang, erwidern Sie ein freundliches Lächeln, auch wenn Ihnen überhaupt nicht danach ist und bedenken Sie, daß Schwestern und Pfleger oftmals durch das Verhalten der Patienten verunsichert sind und Angst haben, sich richtig zu verhalten. Weder in einer ablehnenden, mürrischen Stimmung wächst der Gesundungswille, noch im Zustand der Verängstigung und Verunsicherung von beiden Seiten. Mir erzählte kürzlich ein junger Arzt auf einer onkologischen Station: „Ich verschweige keineswegs, daß es Mißstände im zwischenmenschlichen Bereich von Seiten des Arztes zum Patienten gibt. Oft ist mir aber der gute Wille zum Gespräch übelgenommen worden, weil sich Patienten völlig abkapseln oder bei einer außerordentlichen ärztlichen Zuwendung glauben, daß es „schlecht um sie bestellt" sei. Wenn ich es schaffe zu erklären, daß mir das Gespräch ein normales Anliegen ohne Hintergedanken oder besonderen Anlaß ist, öffnen sich die Schleusen. Es sind noch viele Barrieren abzubauen, um die angestrebte Wirklichkeit zu schaffen, daß schließlich Arzt und Patient gemeinsame Verbündete gegen die Krankheit sein sollten."

In manchen Krankenhäusern gibt es Therapeuten oder Sozialarbeiter, die zu Hilfen im praktischen und seelischen Bereich zur Verfügung stehen, ganz gleich, ob es sich um familiäre Nöte, Versicherungsfragen, die Beratung bei der Beschaffung einer Brustprothese und ähnlichen Hilfsmitteln handelt. Zumeist erweist sich das offene Gespräch als Segen und schafft Erleichterung und neue Kontakte.

Wenn Sie den Wunsch äußern, gibt es im Krankenhaus auch den Seelsorger für Sie, der zuhören und Mut machen kann und der nur dann über Glaubensdinge redet, wenn Sie es ausdrücklich wünschen. Die medizinische Betreuung und die begleitenden Hilfsmöglichkeiten nehmen, wenn sie angeboten und auch angenommen werden, nach der Operation einen großen Teil des Schreckens und der Nöte und setzen Kräfte zum Gesundwerden frei.

Die Bestrahlung oder der Strahl

Die zweite klassische Säule im Rahmen der Krebsbekämpfung ist die Radiologie. Diese Behandlungsmethode hat mit ihren modernen Bestrahlungsgeräten ungezählte gute Erfolge erzielen können. Trotzdem, der „Strahl" jagt vielen Betroffenen Furcht ein. Wieder ist die beste Hilfe, der Angst zu begegnen, ein ausführliches Gespräch mit dem Radiologen zu suchen. Fragen Sie ihn:

1. Warum er die Bestrahlung für unbedingt notwendig erachtet.
2. Lassen Sie sich erklären, welche Folgen das Auslassen dieser Therapieform nach sich ziehen könnte.
3. Lassen Sie sich die Wirkweise der Strahlenbehandlung in Ihrem persönlichen Krankheitsgeschehen genauestens auseinandersetzen.
4. Versuchen Sie, Auskunft darüber zu erhalten, wie sich eventuelle Nebenwirkungen zeigen können und was dagegen zu unternehmen ist.

Für den Therapieerfolg ist es außerordentlich wichtig, welche Art von Strahlen genutzt und in welcher Dosierung diese angewendet werden. Eine Bestrahlung mit Hilfe der modernen Hochvolttherapie greift direkt in das Zellgeschehen ein, denn ein vom Tumor befallenes Gewebe reagiert sensibler als gesundes. Es ist die Aufgabe der Radiologie, den Krebs dort aufzuspüren, wo er entweder nicht entfernt werden konnte, zurückblieb oder sich bereits im Organismus als Tochtergeschwulst ausgebildet hat. Es gibt Krebsarten, die sofort mit Hilfe der Radiologie erfolgversprechend behandelt werden, und es kann dabei auf die Narkose, die Operation und auf weitere Maßnahmen verzichtet werden. Die Strahlentherapie hat sich z. B. beim sogenannten „Morbus Hodgkin", einer Geschwulsterkrankung der Lymphknoten oder des lymphatischen Gewebes in Leber und Milz – bei frühzeitiger Diagnose – bewährt. Die Kunst des Radiologen besteht innerhalb der Krebsbekämpfung darin, die Dauer, die Richtung, die Menge und die genaue Lokalisierung der Strahleneinwirkung festzulegen. In diesem Zusammenhang ermutigt ein Bericht aus der Universitäts-Klinik Würzburg. Dort wird aufgrund eines neuen Bestrahlungsgerätes kein gesundes Gewebe mehr getroffen. Prof. Dr. Karsten Rotte, Chef der Strahlenabteilung, sagt: „Der computergesteuerte Linearbeschleuniger läßt für jede Patientin ein maßgeschneidertes Programm ablaufen." Demnach wird das erkrankte Gebiet in seiner Lage genauestens ermittelt, d. h. in seiner Tiefe und in seinen Abmessungen genau geortet und dort wirkt tatsächlich die Bestrahlung. Prof. Rotte erklärt: „So können wir die bisherigen Nebenwirkungen weitgehend vermeiden." Vor allen Dingen wird auf diese Weise die Bestrahlungszeit extrem verkürzt. Vielfach dauert sie nur noch eine Minute, im Vergleich zu anderen Geräten, bei denen oftmals sechs bis neun Minuten erforderlich sind. Außerdem wurden Sicherungen eingebaut, so daß das moderne Gerät erst gar keine Strahlen aussendet, wenn die Patientin nicht die genau berechnete Lage eingenommen hat. Es hat sich herumgesprochen, daß die Bestrahlungstherapie trotz der stürmischen technischen Weiterentwicklung eine Reihe empfindlicher Störungen und Nebenwirkungen nach sich ziehen kann. Viele Ärzte muten sie – wegen dieser Begleiterscheinungen – ihren Patienten nicht generell zu, vor allen Dingen dann, wenn durch den chirurgischen Eingriff der Primärkrebs als entfernt gilt und eine ständige Überwachung nach der Operation gewährleistet ist, um eventuelle Metastasen frühzeitig zu erkennen. In diesem Fall muß der betreffende Patient zunächst alle vier Wochen, dann im Abstand von drei Monaten und später halbjährlich, vom Arzt kontrolliert werden, selbst wenn er sich gesund fühlt und sein Zustand nichts zu wünschen übrigläßt. Die regelmäßigen Arztbesuche als Kontrolle sind nach der Operation von größter Wichtigkeit.

Es gibt außerdem eine große Anzahl von Patienten, die aufgrund von Vorurteilen eine Bestrahlung rundheraus ablehnen, weil sie Nebenwirkungen befürchten oder auch glauben, ohne diese Therapie auszukommen. Ich möchte eindringlich davor warnen, einsame Entschlüsse aufgrund schlechter Erfahrungen oder Warnungen aus dem Freundes- oder Bekanntenkreis zu fassen, sondern in Eigenverantwortung mit dem behandelnden Arzt ein weiteres Vorgehen zu diskutieren und eventuelle Alternativhilfen zu besprechen. Das körpereigene Abwehrsystem wird durch die Belastung der Bestrahlung gemindert. Aus diesem Grunde muß die Therapie mit aller Vorsicht angegangen werden. Die Strahlen hindern insbesondere teilungsaktive

Zellen an ihrer Vermehrung, aber sie hindern auch gleichzeitig die Killer- oder Freßzellen daran, sich zu teilen. Der Aufbau neuer, lebenswichtiger Abwehrkräfte ist darum während der Strahlentherapie besonders wichtig.

Viele Krebspatienten berichten, daß die Bestrahlung weitaus mehr an den Körperkräften zehrt, als die Operation. Strahlenschäden und Verbrennungen gehören, nach Meinung von Experten, zwar der Vergangenheit an, aber viele Patienten klagen während der Strahlentherapie über einen wunden Hals, über Übelkeit oder Abgeschlagenheit und große Müdigkeit. Ebenso wird von Appetitlosigkeit, Hautschäden, Verdauungsstörungen, insbesondere von Durchfall, gesprochen. Es ist immer davon auszugehen, daß die Bestrahlungsbehandlung individuell unterschiedlich verkraftet wird. Strahlenschäden auf der Haut zeigen sich durch Rötungen und Farbveränderungen. Diese wird außerdem wund und rauh. Radiologen raten deshalb, fetthaltige Puder zu verwenden. Mich beeindruckte in den USA, daß dort Vitamin-E-haltige Salben und Öle oder reines Tocopherol in Verbindung mit Vaseline Verwendung finden, um die Haut zu schützen und nach Strahlenschäden schnell abheilen zu lassen. Eine Reihe wissenschaftlicher Arbeiten, vor allen Dingen im angelsächsischen Sprachraum, berichtet von beeindruckenden Heilungen bei Verbrennungsschäden der Haut, wenn Vitamin E innerlich und äußerlich Anwendung findet. Sie können außerdem Ihrer Haut aktiv helfen, wenn Sie während der Bestrahlungsphase die betroffenen Stellen weder mit kratzenden Kleidungsstücken bedecken, noch mit Wasser in Berührung bringen. Späterhin sollte die feuchte Haut, wenn Sie wieder duschen und baden dürfen, vorsichtig abgetupft und sorgfältig mit fetthaltigen Cremes oder Puder versorgt werden. Meiden Sie unbedingt Pflaster und Leukoplast, Parfüm, Eau de Toilette, Deosprays und starke Sonnenbestrahlung. Sprechen Sie in jedem Falle mit Ihrem Arzt, wenn Sie Probleme haben. Eine gründliche Reinigung mit Kinderöl aus der Apotheke oder Drogerie wird während der Bestrahlungsphase empfohlen. Neben Hautreaktionen können alle Organe, die in der Nachbarschaft des bestrahlten Krankheitsherdes liegen, auf die Strahlentherapie reagieren. Der Darm und die Blase können bei der Bestrahlung des Bauchbereiches mit schmerzhaftem Stuhl-

oder Harndrang reagieren. Krampflösende Medikamente, eine leicht verdauliche Kost und die tägliche Flüssigkeitszufuhr von ca. 2 Litern, wirken den Beschwerden entgegen. Die Mundschleimhaut, soweit sie im Strahlenkegel liegt, benötigt Kamillespülungen nach jeder Mahlzeit. Nikotin, hochprozentiger Alkohol und eine scharfgewürzte Kost, sollten unbedingt gemieden werden. Aufgrund der Strahlenbehandlung des Brustkorbes können Atemnot und Hustenanfälle auftreten. Medikamente bringen Linderung, wenn die Beschwerden als extrem stark empfunden werden. Im Anschluß an die Bestrahlungstherapie können regelmäßige, gezielte Atemübungen, die Ihnen in der Klinik gezeigt werden, der eventuellen Verhärtung und Schrumpfung des bestrahlten Lungengewebes vorbeugen. Diese Übungen haben zum Ziel, die Leistungsfähigkeit der Lunge zu erhalten und sie sollten ca. drei Monate lang regelmäßig durchgeführt werden. In der Regel verändert die Bestrahlungstherapie das Blutbild nicht. Es können allerdings Durchfälle auftreten, die wiederum Auswirkungen auf das Blutbild haben. Wenn Sie Anzeichen von körperlicher Schwäche sowie Fieber und auch Blutungen bemerken sollten, suchen Sie unverzüglich Ihren Arzt auf.

Zusammenfassend sind die Worte des Radiologen Prof. Dr. Dr. Krokowski/Kassel im Hinblick auf die Strahlentherapie wichtig: „Die moderne Strahlenbehandlung konnte zwar das Leben der Erkrankten zum größten Teil nicht verlängern, aber sie konnte es länger erträglich machen, wie überhaupt die palliative Krebstherapie eine Reihe guter Ergebnisse zu verzeichnen hat.“

Behandlung mit Medikamenten

Im allgemeinen Sprachgebrauch wird die „dritte Säule“ der Krebsbehandlung Chemotherapie genannt, und zwar aus dem einfachen Grunde, weil diese Mittel der Retorte der chemisch-pharmazeutischen Industrie entstammen. Sie sind in der Lage, die Zellteilung des fehlgesteuerten, entarteten Gewebes intensiv zu bremsen. Seit ca. drei Jahrzehnten finden diese sogenannten Zytostatika in der Krebsbehandlung Anwendung. In der Bundesrepublik Deutschland werden sie erst seit etwa 15 Jahren eingesetzt. Im Augenblick stehen über 30 unterschiedliche Medikamente in Form von Tabletten, Spritzen und Infusionen zur Verfügung, um Tochtergeschwulste im Organismus dann zu behandeln, wenn Operation und Bestrahlung nicht den gewünschten Erfolg brachten oder wenn nach operativer Erstbehandlung die Ausbildung von Metastasen vermutet und auch erwartet wird.

Die Chemotherapie richtet sich vor allen Dingen gegen die sogenannten Mikrometastasen und damit gegen die Ausbildung von Tochtergeschwulsten zum frühestmöglichen Zeitpunkt. Prof. Dr. M. Nagel/München sagt: „Diese Metastasenkrankheit (Krebsrückfallerkrankung) bedeutet für den erstbehandelnden Arzt wie für den Patienten zugleich eine Herausforderung mit der zwingenden Notwendigkeit einer sorgfältigen, erneuten Behandlung. Von der (Metastasen-)Früherkennung hängt der weitere Krankheitsverlauf, letztlich das Schicksal im wahrsten Sinne des Wortes für den Patienten ab."

Prof. Nagel sagt weiter: „Die Metastasenkrankheit stellt die eigentliche Herausforderung an die Krebsmedizin dar. Was für die Bedeutung der Krebsvorsorge und Früherkennung der Erstgeschwulst (Krebssymptom) gilt, trifft in gleichbedeutender Weise für die Nachsorge nach Erstbehandlung zur Erkennung von Metastasen zu. Die Ursachen und die zeitliche Dynamik des Metastasierungsprozesses stellen die medizinische Forschung und Ärzte vor große Probleme." Die Aufklärung bestimmter Zusammenhänge zwischen diagnostisch notwendigen Maßnahmen, der Operation und der Ausbildung von Metastasen, würde hier weitere wichtige Möglichkeiten im Rahmen der wirksamen Krebsbekämpfung anbieten. Wichtig wäre auch herauszufinden, welche zeitlichen Abstände zwischen Erstbehandlung bzw. Operation und dem Auftreten von Tochtergeschwulsten tatsächlich bestehen und warum z. B. bei schnell wachsenden Krebsgeschwulsten ein Zeitraum von ein bis zwei Jahren und bei langsam wachsenden viel längere Zeiträume bis zur Metastasenerkennung notwendig sind. In diesem Zusammenhang gibt Prof. Nagel zu bedenken: „Wahrscheinlich heißt die herausragende Forderung an die Krebsmedizin, der operativen Erstbehandlung eine Metastasenprophylaxe (Vorbeugung) vorzuziehen." Diese Forderung untermauert den Gedankengang, daß die enggefaßte, so häufig mißverstandene und stiefmütterlich eingestufte Krebsnachsorge bereits bei der Diagnosestellung einsetzen muß! Die Chemotherapie steht trotz ihrer unstrittigen Erfolge bei einigen Krebsarten, z. B. der Leukämie im Kindesalter, zur Zeit im Kreuzfeuer unterschiedlicher Ansichten. Das derzeitige Für und Wider sprengt den Rahmen dieser Ausführungen. Der oberste Grundsatz bei der Frage einer chemotherapeutischen Behandlung ist allein die Überlegung: Kann sie die Lebensqualität des Betroffenen tatsächlich verbessern? Diese Entscheidung liegt allein beim Patienten und auch bei den behandelnden Ärzten.

IV

Das Leben muß weitergehen – aber wie?

Den meisten behandelten Patienten steht eine erneute Krise bevor, wenn sie nach der Entlassung aus dem Krankenhaus in ihren häuslichen und beruflichen Alltag zurückkehren. Im Krankenhaus ist das Kranksein ein normaler Zustand, bei der Entlassung heißt es dann aber: „Das Leben muß weitergehen, leben Sie wie bisher." Jeder Arzt, der dies sagt, begeht, gelinde gesagt, ein kleines Verbrechen. Er müßte zumindest sagen: „Leben Sie weiter, aber leben Sie anders." Geschieht das nicht, fällt der Krebskranke unweigerlich in das „therapeutische Loch". Für tumorkranke Menschen gibt es im direkten Anschluß an den Krankenhausaufenthalt Anschlußheilbehandlungen, die sogenannte Nach- und Festigungskur. „Versicherungsnehmer der Bundesversicherungsanstalt für Angestellte (BfA) in Berlin, können innerhalb von drei Jahren nach Abschluß der Erstbehandlung und nach einer Neuerkrankung je drei vierwöchige Kuren beantragen. Die Häufigkeit der Gewährung von Sicherungskuren bei den Landesversicherungsanstalten ist in den einzelnen Bundesländern unterschiedlich (zwei bis drei) geregelt. Nach Rücksprache mit dem Hausarzt oder dem nachsorgenden Facharzt kann der Kurantrag – unter Mithilfe eines Sozialarbeiters – der zuständigen Krankenkasse zugeleitet werden." Welche Ziele verfolgt die „Krebsnachsorge" im wohlverstandenen Sinne des Wortes, wenn sie nicht dahin gelangen soll, wie es Prof. Dr. F. Douwes, Direktor der Sonnenberg-Klinik/Bad Sooden-Allendorf, hart und unmißverständlich formulierte: „In eine Nachverwaltung".

Die Tumor- oder Krebsnachsorge sollte eine auf Dauer ausgerichtete, regelmäßige und geplante, optimale Kontrolle des jeweiligen Gesundheitszustandes des Betroffenen beinhalten. Sie verfolgt das Ziel, körperliche, seelische und geistige Beeinträchtigungen des Kranken aufzuspüren und auszugleichen und alle Anstrengungen zu unternehmen, den Patienten in sein soziales Umfeld möglichst auf allen Ebenen zurückzuführen. Den Weg aus der Lebenskrise Krebs neu zu finden, bedeutet vorrangig, alle Ursachen, die zur Krankheit führten und diese begünstigten, soweit zu beseitigen, daß der Betroffene möglichst ohne Hilfe ein normales Leben führen kann. Das „normale Leben" beinhaltet keineswegs nur die Herstellung der Arbeitsfähigkeit, sondern heißt mit und für den Patienten ein neues Milieu zu schaffen, das den Tumor bremst und nicht wie bisher begünstigt. Es geht in erster Linie darum, eine andere, bessere Lebensqualität anzustreben. Der Begriff „Lebensqualität" ist bereits viel zu häufig und unrichtig strapaziert worden. Er umfaßt mit den Begriffen „Leben" und „Qualität" eine verständliche Bezeichnung für ein Ziel, das der Betroffene für sein eigenes Leben nach und gegen den Krebs benötigt. Es ist mit Sicherheit schwer, bedingt durch die Vielschichtigkeit der Krebserkrankungen, alle notwendigen Maßnahmen auf einen Nenner zu bringen, die in der aktiven Tumornachsorge von Bedeutung sind. So hat die jeweilige Situation des Patienten innerhalb seines individuellen Krankheitsgeschehens ihre eigenen Auswirkungen auf die weiterführende Behandlung. Es ergeben sich z. B. beim Kehlkopflosen andere Maßnahmen, als bei einer Frau nach ihrer Brustoperation oder eines Patienten nach der Magenresektion. Als erste und wichtigste Herausforderung an die Nachsorge gilt es, für alle Betroffenen die unmittelbar spürbaren Folgen der Primärbehandlung weitgehend abzuschwächen, wenn möglich zu beseitigen und den erzielten Behandlungserfolg nach Kräften zu erhalten. Für dieses Vorhaben müssen die beteiligten Ärzte und der Patient gemeinsam planen und konsequent handeln. Ist z. B. der Kehlkopf herausgenommen, fordert diese Ausgangssituation eine sofortige Maßnahme. Es handelt sich dabei um die sogenannte logopädische Sprachrehabilitation. Diese hat zum Ziel, die „Oesofhagus-Sprache" zu erlernen. Ein Stomaträger (künstlicher Darm- oder Blasenausgang) benötigt praktische Unterweisung dabei, wie er seinen künstlichen Ausgang versorgt und eventuell mit dem Irrigator umgeht. Für brustamputierte Frauen gilt es, die Versorgung mit einer passenden Brustprothese zu sichern, außerdem sollte eine gezielte Übungsbehandlung des oder der Arme einsetzen. Hinzu kommen individuelle Behandlungen weiterer Erkrankungen. Es handelt sich dabei z. B. um die Zuckerkrankheit, den Bluthochdruck, weitere Stoffwechselstörungen oder chronische Infektionen. Prof. Dr. Douwes spricht darum von einer „internen Sanierung", die nicht immer und in allen Fällen befriedigend geschieht. Mit Hilfe von Ärzten der jeweils in Frage kommenden Fachrichtungen sollte aber das Ziel der verbesserten körperlichen Resistenz zumindest angestrebt werden. Zur Krebsnachsorge gehören weiterhin die medikamentöse, die adjuvante (= begleitende), als auch die abgestufte Schmerzbehandlung. Prof. Douwes sagt weiterhin: „Neben der rein medizinischen Versorgung treten die sozialen Aspekte, denen wir mehr Aufmerksamkeit schenken müssen als bisher, und die kompetent von allen Ärzten, die sich mit der Behandlung von Tumorpatienten befassen, beherrscht werden müssen. Eine Untersuchung in unserer Klinik bei 550 Patienten mit Dickdarmkrebs hat beispielsweise gezeigt, daß etwa nur 10 % dieser Patienten eine befriedigende Nachsorge haben und daß selbst Patienten im Stadium „Dukes A" mit einer Chance auf Fünf-Jahres-Heilung von über 90 %, meist acht bis neun Monate benötigen, um in den Arbeitsprozeß zurückzukehren. Durch eine intensive, integrierte Nachsorge, insbesondere in einer Tumor-Nachsorge-Klinik, kann der Rehabilitationsprozeß stark verkürzt werden, vor allem kann auch in vielen Fällen eine vorzeitige und unnötige Berentung des Patienten vermieden werden."

Ein weiterer gewichtiger Schritt der Tumor-Nachsorge sollte die Gesundheitsbildung des Patienten sein. Sie ist Zug um Zug in der Lage, die notwendige Lebensumstellung zu realisieren und die Selbstheilungskräfte des Körpers zu aktivieren. Prof. Douwes führt zur Frage der Gesundheitsbildung aus: „Angesichts der gewaltigen, oft vergeblichen Anstrengungen, Herr der Krebskrankheit zu werden, ist es fast fragwürdig, ob durch Aufklärung und gesundheitsbewußtes Verhalten überhaupt etwas erreicht werden kann. Viele Ärzte begnügen sich darum auch mit dem philosophierenden Trost, der Kranke habe sich dem unabänderlichen Schicksal zu fügen. Andere gehen einen Schritt weiter. Sie haben erkannt, daß aktive Patienten länger und mit besserer Lebensqualität leben. Wenn aber der Patient aktiviert werden soll, muß er informiert und aufgeklärt werden. Es ist immer noch nicht voll ausdiskutiert, in welcher Weise der Arzt den Patienten aufklären soll. Diese Frage gehört zu den schwierigsten psychologischen Problemen des Krebskranken.

Früher war dies noch sehr einfach, da die weitverbreitete Meinung herrschte: Das Wissen, Krebs zu haben, tötet den Patienten. Überhaupt war man zu diesem Zeitpunkt seltener bereit, mit dem Patienten über medizinische Probleme zu sprechen. Krebs verschwand in der Tabu-Zone von Fremdwörtern und Fachausdrücken. Dies ist jedoch heute weitgehendst überholt. Durch eine sachliche Information und auch Aufklärung erhält der Patient Möglichkeiten, sich zu aktivieren und mitzuarbeiten. Wir haben bei tausenden von Krebspatienten, die wir aufklärten, nur selten depressive Reaktionen gesehen."

Aus diesen Ausführungen ergibt sich der Denkanstoß erneut, daß der kranke Mensch – weitaus mehr als bislang geglaubt – sein Gesundheits- und Krankheitsgeschehen beeinflussen kann. Das gilt sowohl für die generelle Verhütung von Krankheiten, als auch für den Heilungs- und Gesundungsprozeß nach dem Krankheitsgeschehen. Auf beide Ausgangssituationen hat die individuelle, bewußte Lebensführung einen entscheidenden, ja schicksalhaften Einfluß. Es ist heute nicht oder noch nicht eindeutig geklärt, ob die Zivilisationserkrankung Krebs als „heilbare Krankheit" zu bezeichnen ist. Es wäre möglich, sich der These von der Heilbarkeit anzuschließen, unter der Voraussetzung, daß der Mensch frühzeitig auf die vielfältigen Möglichkeiten eines exakten, gesundheitsbildenden Verhaltens hingewiesen wird, und damit sein eigenes Gesundheitsbewußtsein Schritt für Schritt entwickelt. Wäre die Gesundheitsbildung ein Schulfach wie Deutsch und Mathematik und bereits in die allgemeinen Anregungen des Lernens im Kindergarten eingebaut, stünden wir heute mit Sicherheit nicht ständig an der Schallmauer einer total überforderten Wiederherstellungsmedizin, die nahezu ausschließlich eine Lehre von der Krankheit ist und die Möglichkeiten zur Gesundheitserhaltung wenig berücksichtigt. Das aktive Gesundheitsbildungsprogramm greift aber auch dann noch, wenn die Krankheit bzw. der Krebs – als der besagte „Schuß vor den Bug" – die Ignoranz in ihren Grundfesten erschüttert und die Lebensweise des Einzelnen eine notwendige Änderung erfährt. Aus diesem Grunde ist die Gesundheitsbildung ein Eckpfeiler der Krebsnachsorge. Sie wird z. B. in der Sonnenberg-Klinik in fünf Kategorien angeboten und praktiziert.

1. Ernährungsumstellung
2. körperliche Aktivierung
3. psychische Begleittherapie
4. soziale Kontakte
5. regelmäßige medizinische Nachsorge.

Jeder dieser vorgenannten Punkte ist für den aktivierenden Behandlungsfahrplan wichtig. Es handelt sich dabei sowohl um die Krankheitsursachenfindung als auch die seelische Betreuung und die medizinische Behandlung. Es darf nicht verschwiegen werden, daß der Krebspatient zum Zeitpunkt der Entlassung aus der Akut-Klinik eher zu hören bekommt: „Wir haben alles getan – das Leben muß weitergehen" und nicht ausreichend oder überhaupt nicht darauf hingewiesen wird, daß er Anspruch auf ein Anschluß-Heilverfahren (AHB) hat. Häufig verstreicht wertvolle Zeit, die zum Aufarbeiten der Krankheit in körperlich-seelischer Hinsicht eminent wichtig ist. Es hat sich auch nicht ausreichend herumgesprochen, daß ein Aufenthalt in einer Rehabilitationsklinik den notwendigen Abstand von häuslichen, beruflichen und familiären Problemen anbietet und nicht die Fortsetzung der Krankenhausatmosphäre mit sich bringt. Eine Reha-Klinik besitzt vielmehr den Charakter einer „versteckten Klink". Die oftmals ausgesprochene Furcht, erneut ausschließlich unter kranken Menschen zu sein, wird schnell vergessen. Sportliche Aktivitäten wie Schwimmkurse, autogenes oder Bewegungstraining, das Erlernen einer gesunden Atemtechnik, Gruppengespräche, die Motivation zu kreativem Tun wie Modellieren, Zeichnen, Hinterglasmalerei u. ä., führen den Patienten nach und nach in positive Empfindungs- und Gedankengänge und festigen das Selbstwertgefühl: Ich bin zu etwas nütze. Greifen die Akut- und Heilbehandlung übergangslos ineinander, findet der Patient leichter und körperlich-seelisch gefestigt in seinen Alltag zurück. Er wird aktiver an seiner Gesundung mitarbeiten können und seinen alltäglichen Aufgaben positiver gegenüberstehen. Häufig findet das Verhältnis Hausarzt und Patient durch diese Voraussetzungen, die gewünschte „Compliance", die als „Bündnis gegen die Krankheit" bezeichnet wird.
(Im Anhang finden Sie Adressen von Nachsorgekliniken)

V

Wie kann eine vollwertige Ernährung das Krankheitsgeschehen beeinflussen?

Es gibt kaum eine entscheidendere Voraussetzung für die menschliche Gesundheit, als die richtige, vollwertige Ernährung. Sie übt ihren täglichen, schicksalhaften Einfluß auf jeden Menschen – von der Wiege bis zum Ende seiner Tage – aus. Es hat sich hinlänglich herumgesprochen: Falsche Ernährung macht krank und kostet außerdem Milliarden unseres Volksvermögens. Der Grund dafür sind die aufwendigen Behandlungen ernährungsbedingter Folgekrankheiten, die allein in unserem Land jährlich eine Summe von 30–40 Milliarden DM erfordern. (Es handelt sich dabei um einen Betrag, der etwa dem derzeitigen Stand der Neuverschuldung unserer Republik entspricht.) Dem aber nicht genug. Jede Erkrankung, die Sie infolge von Über-, Mangel- oder Fehlernährung trifft, verändert Ihr Leben. Diese Veränderungen werden durch Verluste an Lebensfreude, Einbußen an persönlicher Freiheit und Flexibilität, empfindliche Einschränkungen im privaten und beruflichen Leben offenkundig. Niemand will seine Gesundheit wissentlich gefährden. Trotzdem gelingen uns in dieser Hinsicht Tag für Tag unglaubliche Fehlleistungen. Es scheint, als hätte unsere Zivilisation eine wertvolle Mitgift nahezu ausgerottet, die schlicht lebenserhaltend ist – den menschlichen Instinkt. Jeder zweite Erwachsene in der Bundesrepublik leidet bereits an einer Erkrankung bzw. Mißempfindung des Magen-Darm-Traktes. Die Herz-Kreislauf-Erkrankungen – Todesursache Nr. 1 in den westlichen Industrienationen – führen bei ca. 30 % der Bürger zu einem vorzeitigen Tod. 50 % aller Männer erleiden einen Herzinfarkt und sterben, medizinisch-statistisch betrachtet, daran. In erschreckendem Ausmaß sind zunehmend jüngere Jahrgänge betroffen. 1,5–2 Millionen Menschen unseres Landes leiden an der Stoffwechselkrankheit Diabetes (die Dunkelziffer soll noch einmal so hoch sein). Erkrankungen des rheumatischen Formenkreises, sie beziehen sich auf den Stütz- und Muskelapparat, die Gelenke, die Wirbelsäule und Bänder, nehmen zu. Die Zahlen schwanken zwischen drei bis zwanzig Millionen Erkrankten.

Zivilisationskrankheiten durch falsche Ernährung beginnen, anfänglich unbemerkt, bereits in frühester Jugend. So weisen z. B. die Zähne aller 10-jährigen Karies auf, bei den drei- bis fünfjährigen Kindern sind es schon 80 %. Auch aus der Tatsache, daß in den Industrienationen jeder dritte bis vierte Mensch an Krebs erkrankt, ist der Schluß zu ziehen, daß unsere veränderten Umwelt- und Lebensbedingungen schlechthin Ausgangspositionen schaffen, da sie uns von einer biologischen, natürlichen Lebensweise Schritt für Schritt weiter entfernen. Die Auswirkungen der Umwelt auf unsere Gesundheit beinhalten ein ganzes Paket von Einflüssen. Wenn allerdings Medizinstatistiker warnend in den Raum stellen, daß bereits heute drei Viertel aller Gesundheitsstörungen auf das Konto Fehlernährung zu buchen sind, so spielt die tägliche Kost eine weitaus entscheidendere Rolle, als allgemein angenommen wird. Mediziner und Ernährungswissenschaftler in aller Welt warnen seit Jahren: Die Bewohner der Industrieländer ernähren sich ungesund – sie essen schlicht nicht nur zu viel, sie essen viel zuviel vom Falschen. Über das generelle Zuviel brauchen wir eigentlich nicht mehr zu reden, einfach aber weniger zu essen, bedeutet noch keineswegs, sich gesünder zu ernähren und besser zu leben! Der menschliche Körper benötigt Tag für Tag ca. 50 verschiedene Nährstoffe. Es handelt sich dabei bekanntlich um Eiweiße, Fette und Kohlehydrate sowie um Vitamine, Mineralstoffe, Spurenelemente und bestimmte Pflanzenfarb- und -aromastoffe. Sie alle werden benötigt, um dem menschlichen Zellstoffwechsel die Bausteine anzubieten, die dieser für einen reibungslosen Ablauf benötigt. Allein mengenmäßig weniger zu essen, kann bedeuten, daß der Organismus gleichzeitig geringere Mengen lebenswichtiger Vitalstoffe erhält. Prof. Dr. Helmut Rottka, Bundesgesundheitsamt Berlin, wies mit aller Deutlichkeit auf die eindeutigen Fehler in der modernen Ernährung hin: „Drei Viertel aller Deutschen essen zu fett, zu süß, zu salzig und viel zuwenig Ballaststoffe.“ Der Experte empfiehlt darum dem ernährungsbewußten Bürger: „Viel Brot, Kartoffeln, Gemüse, Obst, mäßig Fett und Fleisch, reichlich Ballaststoffe und immer von allem etwas.“

Der Mensch besitzt ähnliche Zähne wie ein Raubtier und er verfügt über Verdauungsorgane, die denjenigen eines „Pflanzenfressers" gleichen. Er benötigt, als logische Konsequenz daraus, eine ausgewogene Mischkost, die allerdings den Bedürfnissen unserer modernen Auto- und Schreibmaschinengesellschaft angepaßt und mit Sachkenntnis und Fantasie zusammengestellt werden sollte. Wir kaufen im nahegelegenen Supermarkt täglich eher Füll- als Lebensmittel ein. Das bedeutet vielfach totgemahlenes Weißmehl, Weißbrot und Kuchen, Industriezucker, polierten Reis und gehärtete Fette. Wir kaufen reichlich Fleisch- und Wurstwaren, deren Fettgehalt uns nicht vollkommen klar ist. Wir tragen Tomaten nach Hause, die häufig keinen Sonnenstrahl sahen, wir kaufen Äpfel, die mit Hilfe der Chemie ihr prachtvolles Aussehen erhielten und Salat und Gemüse, das auf überdüngten Böden in kurzen Vegetationszeiten herangezogen wurde. Um schnelle Energie zu tanken, bietet uns das gewohnte Schlaraffenland ein reichhaltiges Angebot an Naschereien, stark gesüßten Getränken und vieles mehr an. Wir trinken Alkohol in unterschiedlicher Menge, wir rauchen und wir schlucken Tabletten, wann immer sich Mißempfindungen bemerkbar machen. Die Konsequenz daraus ist, wir gefährden unsere Gesundheit weniger durch überreichliche, sondern vielmehr durch Mangel- oder Fehlernährung. Wir essen darüber hinaus nicht nur falsche Lebensmittel, sondern solche, die nicht vernünftig zubereitet sind, wir essen nicht zur richtigen Zeit und viel zu häufig in Hast und wir vergessen dabei, daß die tägliche Nahrung mehr bedeutet, als die Befriedigung eines elementaren Bedürfnisses.

Der Pro-Kopf-Verbrauch des Energielieferanten Zucker, lag im Jahre 1924 in Deutschland noch bei ca. 15 Kilo pro Jahr. Heute futtert, lt. Statistik, der Bundesbürger – ob Kind oder Greis – bereits über 40 Kilogramm jährlich (!). Der allgemeine Fettverbrauch ist mit ca. 140 Gramm pro Kopf und Tag eindeutig um nahezu 50 % zu hoch. Nach Ansicht von Ernährungsexperten reichen 60–80 Gramm Fett täglich vollkommen aus, um den Energiebedarf des modernen Menschen zu decken. Unsere automatisierte Gesellschaft benötigt weniger Energie als der Mensch vor 100 Jahren, der hinter dem Pflug seiner harten körperlichen Arbeit nachging oder als Schmied am Amboß stand.

Fachleute behaupten, daß über die Hälfte der Bluthochdruck-Kranken vollständig frei von Medikamenten leben könnte, wenn der Salzverbrauch drastisch gesenkt würde. Salz ist noch immer das Gewürz Nr. 1 in deutschen Haushalten, Kantinen, Gaststätten und leider auch in Krankenhäusern. Wer täglich zum Frühstück seine Semmel ißt, sollte bedenken, daß diese rasch verdaut durch Magen und Darm wandert und dort höchstens noch den Umfang eines Streichholzkopfes aufweist. Der Darm erhält allgemein keinen notwendigen Ballast, um seine natürliche Arbeit zu leisten, er gewöhnt sich an Müßiggang. Nicht umsonst wurden wir bereits zum „Volk der Verstopften" – es handelt sich um ca. 7 Millionen –. Infolgedessen benötigen wir die Hilfe von Darmanregungsmitteln in vielfältiger Form. Der bekannte Ernährungswissenschaftler, Prof. Dr. Dieter Hötzel, empfiehlt darum den reichlichen Verzehr von Vollkornprodukten. Zu diesen zählen z. B. dunkles, kerniges Brot, Gebäck und Teigwaren aus Vollkornmehl und Müsli aus möglichst frischgemahlenem Getreide. Es muß nicht unbedingt jeden Tag das beliebte Stück Fleisch auf dem Teller liegen. In den entbehrungsreichen Jahren nach dem zweiten Weltkrieg, als es an Fleisch und Fett mangelte und statt dessen Kartoffeln, Gemüse und Obst verzehrt wurden, galten die Zuckerkrankheit und die Gicht als nahezu besiegt. Die Menschen lebten damals trotz Verzichts weitaus gesünder, als wir das heute tun, und sie brachten außerdem das Wunder des Aufbaus der Bundesrepublik Deutschland zustande.

Mit Sicherheit werden Sie jetzt nicht begeistert sein. Sie sehen Einschränkungen auf sich zukommen. Ich frage Sie aber, ist ein Schweineschnitzel mit totgekochtem Gemüse, Salzkartoffeln und einer dicken Mehlsoße wirklich ein unverzichtbarer Genuß? Benötigen Sie täglich fette Wurst und kalorienhaltige Käsesorten als Brot- oder Brötchenbelag? Eine vernünftige, vollwertige Ernährung hat weniger mit Verzicht, als mit Verstand und Fantasie zu tun. Die französische Küche erlebte eine bemerkenswerte Wiederbelebung, seit sich die „Nouvelle Cuisine" durchsetzte. Sie verzichtet ganz bewußt auf große Portionen und fette Soßen. Sie bietet dagegen raffiniert angerichtete, schonend zubereitete Gemüse und Salate und magere Fleischsorten an. Der französische Meisterkoch Bocuse, der die neue französische Küche einführte, stammt im übrigen aus der Heimat der getrüffelten Gänseleberpastete.

Ihre Essensgewohnheiten benötigen bereits eine Inventur, wenn Sie mit ihrem Aussehen nicht zufrieden sind, wenn Sie jeden Abend nach getaner Arbeit nur todmüde vor dem Fernseher sitzen und am nächsten Morgen zerschlagen aufwachen. Die tägliche Kost kann Ihre Leistungsfähigkeit und Stimmung beeinflussen und Ihren Schwung und Ideenreichtum aktivieren. Sie entscheidet darüber, ob Sie sich für jung oder alt halten und elastisch und unternehmungslustig Ihr Tagwerk angehen oder dieses als schwere Last empfinden.

Gehen Sie davon aus: Eine gesunde Ernährung hat nichts mit Fanatismus oder Übereifer zu tun, sie soll einerseits gut schmecken, aber andererseits Ihre Gesundheit schützen. Wenn Sie sich darüber klar werden, daß unsere hochraffinierten Lebensmittel allein die Gesundheit nicht erhalten können, sondern viel eher den Herstellern und allen möglichen geschäftlichen Interessen dienen, so liegt es nahe, diese Nahrung zu verbessern, um gesund und aktiv ein attraktives Leben zu genießen.

Nach diesen Betrachtungen über unsere derzeitige Ernährungssituation steht die strittige Frage im Raum: Kann die Ernährung bzw. die Umstellung auf eine biologische Vollwertkost das Krebsgeschehen günstig beeinflussen?

Während Diabetiker, Bluthochdruck-Kranke, Patienten mit Leberschädigungen und anderen Stoffwechselbeschwerden ärztliche Anweisungen erhalten, wie ihre Ernährung aussehen muß, bekommen Krebskranke erfahrungsgemäß in der Regel keinerlei Anregungen, mit ihrer Ernährung die Heilungschance aktiv zu unterstützen. Beim Krebs liegen die Dinge anders als bei ernährungsabhängigen Erkrankungen, deren Verlauf mit einer zielgerichteten Diät positiv zu beeinflussen ist.

Eine Nachricht läßt aufhorchen: Die nationale Krebsbehörde der USA will die längst überfälligen Zusammenhänge zwischen Ernährung und Krebs endlich exakt aufklären, um ernährungstherapeutische Gesichtspunkte in die Vorbeugung und in die Behandlung der Krebserkrankten einzubauen. Hierzulande werden in Kliniken und Rehabilitationskrankenhäusern, aber ebenso in Allgemeinpraxen, die ernährungsbedingten Einflüsse auf das Krankheitsgeschehen kontrovers diskutiert oder in der überwiegenden Mehrzahl überhaupt nicht ins Kalkül gezogen. Dem Krebspatienten wird in den Krankenhäusern eine gute „Normalkost" oder eine sogenannte „Wunschkost", im Rahmen des Möglichen, gereicht.

Die Bundeszentrale für gesundheitliche Aufklärung äußert sich in ihrem Heft „Leben mit Krebs" folgendermaßen: „Keine Diät oder Ernährungsweise ist in der Lage, eine Krebserkrankung zu heilen oder eine andere Behandlungsform zu ersetzen. Ernährungsvorschläge, die bei Krebs eine einseitige Kost empfehlen, können sogar schädlich sein ... für Ihre Ernährung genügt im allgemeinen die Auswahl leicht verdaulicher, gesunder Mischkost, die alle entscheidenden Nährstoffe in einem ausgewogenen Verhältnis enthält." Dieser Hinweis mutet an, als ob man einen Bergsteiger – ohne passende Ausrüstung – mit den Worten entläßt: „Sie werden es auch mit Sandaletten an den Füßen schaffen, die Wegstrecke zu bewältigen." Kenntnisse über eine ausgewogene Mischkost können im allgemeinen weder Haus- noch Klinikärzte vermitteln, weil die Ernährung als Möglichkeit der Vorsorge und Therapie nur einen geringen Stellenwert besitzt. Die Ernährungslehre – nicht die Diätetik = Krankenkost – ist ein sehr junger Zweig der Wissenschaft und unsere Ärzte haben während ihrer Ausbildung nahezu nichts über grundlegende Kenntnisse und Ergebnisse dieses wichtigen Wissenschaftszweiges gehört. So bleibt die tägliche Ernährung eine persönliche Angelegenheit, die häufig ohne Netz und doppelten Boden praktiziert wird. Der Ernährungsfachmann und Arzt, Dr. Helmut Anemüller, sagt in diesem Zusammenhang: „Schlimm ist, wenn prominente, an großen Spezialkliniken tätige Kliniker geäußert haben, daß der Krebskranke lediglich reichlich, hochkalorisch, eiweißreich und anregend essen sollte. Mit diesen Attributen ist die heute weitverbreitete, krankheitsfördernde Fehlernährung leicht zu vergleichen. Liest und hört man solche Ansichten, wird verständlich, daß es noch immer nicht gelungen ist, zumindest Ansätze zu sinnvollen, ernährungstherapeutischen Maßnahmen im Rahmen der Gesamtbehandlung von Tumorkranken zu finden. Kaum sind Rehabilitationskliniken zu benennen, die sich um echte Alternativen bei der Ernährung von Tumorkranken bemühen und innerhalb intern gebildeter Teams – vom Chefarzt bis hin zum Küchenleiter – aktiv geworden sind. Die Regel ist, daß in dieser Weise konsequent nichts geschieht." Der Ernährungsexperte fügt hinzu: „Man darf sich nicht scheuen, dies deutlich auszudrücken." Dr. Anemüller gibt immer wieder zu bedenken, daß es keine gegen den Krebs direkt gerichtete Diät gibt. Es ist auch nicht möglich, eine Nahrung zusammenzustellen, die aktiv in das Krebsgeschehen eingreift und Tumorzellen vernichtet. „Noch weniger existieren einzelne Lebensmittel, die dies von sich aus könnten: weder Rote Beete, Gärgemüse, noch bestimmte Sauermilcharten." Es kann und darf nicht von einer bestimmten und gezielten Anti-Krebs-Diät gesprochen werden. Es sollte aber die Ernährungstherapie im Hinblick auf das Tumorgeschehen endlich von einer anderen Warte verstanden und praktiziert werden. Dr. Anemüller sagt: „Nicht der Tumor selbst ist als Ziel ernährungstherapeutischer Maßnahmen zu sehen, sondern der Gesamtorganismus in seinen übergeordneten, unspezifischen Allgemeinfunktionen. Das bedeutet konkret: Krebskranke müssen eine Nahrung bekommen, die durch gezielte Nährstoffzufuhr und beste ernährungsbiologische Qualität den Stoffwechselablauf optimiert, die Sauerstoffversorgung der Zellgewebe begünstigt und allgemein die Abwehrkräfte stärkt. Mit anderen Worten heißt das: Ernährungsbiologisch optimierte Nahrung, langfristig und konsequent verabfolgt, sollte den Organismus des Turmorkranken dazu bringen, seine Auseinandersetzung mit dem bösartigen Tumorwachstum erfolgreicher zu bestehen. Man könnte auch sagen, im Gesamtorganismus ist durch gezielte Ernährung ein biochemisches Milieu, das den Stoffwechsel von Krebszellen beeinträchtigt und sie gegenüber eigenen Abwehrkräften anfälliger macht, herzustellen." Aus dieser Sicht gehört die Ernährungstherapie als begleitende Maßnahme fest in die Nachsorgepläne mit hinein, die in einer optimalen Sekundär-Geschwulst-Prophylaxe bzw. Metastasenabwehr von Bedeutung ist. Als Voraussetzung für dieses Denken muß sich allerdings die Auffassung endgültig durchsetzen, daß eine Tumorerkrankung kein lokales Geschehen, sondern ein allgemeines Leiden des Organismus mit extremen Schwächen der zellularen, hormonellen und körpereigenen Abwehrkräfte ist.

Die Krebsgeschwulst entsteht aus einer Fehlsteuerung im Zellgeschehen und sie wird durch das biochemisch gegebene Milieu durch den Zustand der Abwehrmechanismen geprägt und gefördert. Dr. W. Zabel brachte das komplexe Geschehen vor Jahren bereits auf einen einfachen Nenner: „Eine Körperzelle, die bösartig mutiert (sich verändert) und schrankenlos wächst, muß einen Organismus finden, der dies zuläßt." Von Dr. Zabel stammt ebenfalls die Formulierung: „Ich habe nie einen Krebskranken gesehen, dessen (Zell-)Stoffwechsel in Ordnung war." Aufgrund dieser Tatsachen sprach Dr. Zabel in seiner ehemals Berchtesgadener Klinik von einer „Grunddiät", die sowohl von der Menge, als auch vom Gehalt der Nährstoffe aus betrachtet, optimale Voraussetzungen für das innerzellulare Geschehen im Organismus gewährleistet. In diesem Sinne sind die Erfahrungen der Ärzte Dr. Zabel und Dr. Issels besser zu begreifen, die beide sagen, daß mit einer gezielten Nahrungszufuhr - von biologischem Wert – das Krebsleiden in den meisten Fällen einen erträglicheren Verlauf nimmt. Was bedeutet für den krebsgefährdeten und krebskranken Menschen gesunde Mischkost? Schon die Begriffe „Stoffwechsel" und „Stoffwechselgeschehen" erweisen sich oft als die ersten unüberwindlich erscheinenden Barrieren. Was ist überhaupt damit gemeint? Es handelt sich hierbei um alle biochemischen Abläufe im Körper, die mit der Aufnahme und Verwertung von Nahrung im ursächlichen Zusammenhang stehen. In diese Vorgänge ist zuerst der Magen-Darm-Trakt einbezogen und im weiteren Verlauf sind die Billionen Körperzellen, die Körpersäfte, d. h. die gesunde Ausgewogenheit der Zellstoffwechselvorgänge in der einzelnen Zelle gemeint. Voraussetzung dafür sind z. B. deren Gehalt und Zufuhr an Elektrolyten – elektrisch geladene Mineralteilchen –, Wasser, Säuren und Basen, die unterschiedlichen Oxidations- bzw. Verbrennungsabläufe und der ordnungsgemäße Abtransport von Zellstoffwechselschlacken. Dieses komplizierte, lückenlose Ineinandergreifen setzt die Funktionstüchtigkeit der Billionen Zellen voraus und der betreffende Organismus gilt in diesem Fall als stoffwechselgesund. Da bereits jeder zweite Erwachsene in der Bundesrepublik unter Mißempfindungen und Erkrankungen seines Magen-Darm-Traktes leidet, sind bei diesem Personenkreis bereits Störungen eingetreten. Diese entwickeln sich anfänglich unbemerkt und treten erst sehr viel später als Stoffwechselentgleisung auf. Der Stoffwechselschaden führt zu chronischen Erkrankungen, und eine Reihe von onkologisch tätigen Ärzten ist bereits der Auffassung, daß ein Tumor vor seinem Ausbruch derartige Stadien durchläuft. Die besten Voraussetzungen für ein gesundes Stoffwechselgeschehen bietet eine biologisch zusammengestellte, ballaststoffreiche Vollwertkost, die den Magen-Darm-Trakt in die Lage versetzt, seinen Verdauungsaufgaben störungsfrei nachzukommen. Es sollten die bakteriell bedingten, giftigen Zersetzungsprodukte der Nahrungsverwertung möglichst kurz im Darm verweilen – eine Forderung, die nicht eindringlich genug ausgesprochen werden kann. Mit Hilfe einer ballaststoffreichen Kost arbeitet der Darm auf natürliche Weise und befreit sich regelmäßig von toxischen Substanzen, während die diversen Tabletten, Zäpfchen usw. zur Darmregulierung das Symptom „Darmträgheit" lediglich vordergründig überdecken. Es kommt zu einer mangelhaften Auswertung der Nährstoffe, zu Flüssigkeitsentzug und dem permanenten Ausschwemmen lebenswichtiger Vitamine und Mineralstoffe. Außerdem schädigen Abführmittel – bei längerer Anwendung – die zarte Darmschleimhaut. Von der Belastung der Leber durch stetige Medikamentenzufuhr ganz zu schweigen! Wird dagegen durch biologische, ballaststoffreiche Vollwertkost die Passagezeit der Nährstoffe im Darm gering gehalten, kann die Dünndarmschleimhaut ihre absorbierende = aufnehmende, filternde und entgiftende Tätigkeit zügig erledigen und die Leber von zusätzlichen, giftigen Substanzen weitgehend befreien, die den Organismus des Tumorkranken fortwährend belasten. Da die Bildung und der Verbleib von Fäulnis und gärungsbildenden Giften die Leistungsfähigkeit der Leber überstrapazieren, die sie ohnehin für die Beseitigung von toxischen Zerfallprodukten des Tumors aufbringen muß. Schließlich ist das umfassende Angebot biologisch aktiver Nährsubstanzen für den reibungslosen Austausch zwischen Blutgefäßen und Organzellen zuständig. Dieser geschieht über das weiche, zellreiche Bindegewebe. Alle über das Transportorgan Blut herangeschafften Substanzen passieren das Bindegewebe, um die Zellen zu erreichen und zu versorgen. Ebenso durchwandern alle Abfallprodukte des Zellstoffwechsels das allgegenwärtige Bindegewebe. Eine gewichtige Rolle spielt hier der Transport von lebenswichtigem Sauerstoff aus dem Blutkreislauf in jede einzelne der Billionen Zellen. Gerät der Austausch ins Stocken oder treten Verzögerungen, insbesondere beim Abtransport von Stoffwechselschlacken auf, hortet das Bindegewebe förmlich den „Zellmüll". Der Stoffwechsel gerät in Verzug, der Austausch zwischen Blutkreislauf und Zellen wird gemindert, und das Bindegewebe kann seinen Aufgaben in der Abwehrtätigkeit und Regulation der Stoffwechselvorgänge nicht mehr ordnungsgemäß nachkommen. Diese Tatsache hat insbesondere für den Krebspatienten Bedeutung, als das Bindegewebe an der Krebsabwehr insofern beteiligt ist, als es eine Begrenzung um den entstandenen Tumor schaffen kann, die die Verbindung zum gesunden Gewebe verhindert. (Wir kennen diesen Zusammenhang von dem Begriff des „abgekapselten Tumors".) Das Bindegewebe übt seinen Einfluß auf die kleinen Blutgefäße, die Zellwände und damit auf den Blutfluß aus. Es begrenzt und berührt diese. Wird das Bindegewebe zu einer von Stoffwechselabfallprodukten überladenen „Mülldeponie", sind die Haargefäße des Bindegewebes eingeengt und die Nähr- als auch die Sauerstoffzufuhr ist unzureichend. Diese Zusammenhänge bedeuten, daß dem Bindegewebe und seiner Funktionstüchtigkeit im Zellstoffwechselgeschehen verstärkte Aufmerksamkeit geschenkt werden muß. Selbstverständlich ist eine biologische, zellaktivierende Kost nur eine begleitende, aber eminent wichtige Therapieform im ganzheitlich abgesteckten Behandlungsplan des Krebspatienten. Sie kann über ein biologisches Breitenspektrum den Organismus in seinen vielfältigen Stoffwechselfunktionen unterstützen und ihn damit in eine bessere Abwehrsituation gegen den Krebs versetzen.

Wie sind diese Anregungen und Überlegungen in ein praktisches Nahrungsangebot umzusetzen? Dr. Helmut Anemüller hat eine Reihe von Ernährungsgrundlagen in der Krebstherapie vorgeschlagen, die ich hiermit an Sie, liebe Leser, weitergebe.

Der Krebskranke benötigt demnach keine übermäßigen Nahrungsmengen, sondern die Energiezufuhr sollte bei bestmöglicher biologischer Qualität der Nahrung knapp bemessen sein. Hochkalorische Nahrung begünstigt Störungen im Ablauf des Verdauungsprozesses und trägt gegebenenfalls zu vermehrter Bildung bakterieller Fäulnis- und Gärungstoxine innerhalb des Darms bei.

1.500 – 1.800 Kalorien täglich gelten als Durchschnittswert der Ernährung bei Bettruhe. Ca. 2.300 – 2.500 Kalorien täglich werden bei leichter körperlicher Aktivität angeraten. Dr. Anemüller betont, daß Ergebnisse aus Fütterungsversuchen an tumorkranken Tieren zeigen, daß eine hochkalorische Kost sowohl das Tumorwachstum als auch die Metastasenbildung fördert und die Überlebenszeit verringert. Auf einen Nenner gebracht heißt das: „Kein Krebskranker ist durch hyperkalorische Kost aus seinem Risiko zu bringen."

Die Nahrungsmenge sollte in kleinen Portionen über den Tag verteilt werden, d. h.: drei kleine Hauptmahlzeiten, zwei kleine Zwischenmahlzeiten und eventuell eine kleine Spätmahlzeit. Eine der Ernährung des Zuckerkranken angeglichene Mahlzeitenverteilung bewies, daß die Stoffwechselabläufe begünstigt werden. Auf diese Weise erfolgen notwendige Regulationen im Hinblick auf den Gehalt des Blutes an Zucker (Glukose) und Fettstoffen (Lipiden), die den Gärungsstoffwechsel der Tumorzellen insofern zugute kommen, als sie Blutzuckerspitzen vermeiden und ebenso zeitweilig höhere Fettgehalte des Blutes verhindern, die die Strömungsgeschwindigkeit in den kleinen Blutgefäßen verringern und die Sauerstoffversorgung des Gewebes herabsetzen. Weißer Industriezucker, Trauben- und auch Fruchtzucker sind aus diesem Grunde weitgehend auszuschalten. Diese Maßnahme verhindert rasche Einschüsse in die Blutbahn, die die Stoffwechselsituation der Tumorzellen begünstigen. Ein Gramm weißer Industriezucker führt dem Organismus etwa vier leere Kalorien zu und verschlechtert in der Gesamtnahrung das Verhältnis von aufgenommener Energie zu der aufgenommenen Menge an essentiellen Nährstoffen. Bei der Umsetzung von Zucker in Energie benötigt der Organismus z. B. Vitamin B_1, das er den körperlichen Beständen entnimmt (zumeist besteht eine Unterversorgung mit diesem Vitamin). Zum Süßen von Speisen sollten weitgehend Zuckeraustauschstoffe genutzt werden, evtl. auch Bienenhonig, jedoch berücksichtigen Sie, daß der Bienenhonig rasche Einschüsse von Glukose ins Blut bewirkt. In diesem Falle ist die gegebene Menge wichtig! Immer wieder fragen Gesundheitsbewußte: Wenn ich auf Zucker verzichte und statt dessen Zuckeraustauschstoffe verwende, welche sind empfehlenswert, kann ich diese auch zum Backen verwenden und sind die künstlichen Süßstoffe nicht auch krebserregend? Das Wichtigste zuerst: Süß- oder Zuckeraustauschstoffe gelten nach dem neuesten Stand der Forschung als unbedenklich und unschädlich. Irgendwelche Zusammenhänge mit dem Begriff „krebserregend" sind unhaltbar. In der Reihe der wichtigsten Zuckeraustauschstoffe sind Saccarin, Zyklamat, Fructose, Maltose, Sorbit und Xylit zu nennen. Die Fructose wird vom Blutkreislauf in kürzerer Zeit aufgenommen als z. B. Sorbit und Xylit. Eine verzögerte Aufnahme ist darum günstig, weil sie die sogenannten Blutzuckerspitzen abschwächt und verhindert. Die Aufnahme von Sorbit und Xylit dagegen geschieht gelegentlich so langsam, daß selbst bei geringen Tagesmengen von ca. 40 Gramm Durchfälle auftreten können, weil die Substanzen im Darm verweilen und Wasser bilden. Als ideale, kaloriensparende Art des Süßens von Speisen und auch zum Backen (z. B. in flüssiger Form) gelten Saccarin und Zyklamat. Das Angebot der Kohlenhydrate sollte fast ausschließlich aus Vollgetreidenahrung, d.h. aus Knäckebrot, Vollkornbrot, Gerichte aus Vollgetreideflocken oder Schrot, aus Vollreis und Hirse und vor allen Dingen aus Gemüse und Kartoffeln bestehen. Auf diese Weise enthält die Nahrung genügende Mengen an Kohlehydraten, die Blutzuckerspitzen vermeiden und gleichzeitig Vitamine, Mineralien und Ballaststoffe anbieten. Es kann eine Mahlzeit des Tages als Gericht aus Vollgetreideflocken oder Vollgetreideschrot, z.B. aus Bircher Müsli oder Kollath-Frühstück, gereicht werden. Eine regelmäßige Zufuhr von Frischkost, d.h. Rohsalate, Rohgemüse und Rohobst, ist für den Krebskranken wichtig. Diese nicht erhitzte Nahrung aus Gemüse und Obst bietet neben der Vollgetreidenahrung eine weitere Sicherung in der Versorgung mit Vitaminen, Mineralstoffen und anderen biologisch aktiven Substanzen an. Selbstverständlich muß die Frischkost in ihrer Darreichungsform der Verdauungsfähigkeit des Kranken angepaßt sein. Bei Verdauungsstörungen sollten Rohsäfte, evtl. in Verbindung mit Milch und Quark, angeboten werden. Zarte Blattsalate, Rohobst in Quarkzubereitungen oder Getreideflockengerichte, in Verbindung mit fein geriebenem Rohgemüse, sind vom Kranken in den meisten Fällen gut zu verwerten. Dabei ist zu bedenken, daß die zerkleinerte Rohkost, wenn sie dem Sauerstoffeinfluß ausgeliefert ist, weitgehend ihre wichtigen Inhaltsstoffe verliert. Ein Karottensalat, der nur 10 Minuten unbedeckt an der Luft steht, ist bereits in Bezug auf essentielle Vitalstoffe, (Beta-Karotin) nahezu wertlos.

Eine überhöhte Eiweißzufuhr, insbesondere aus Fleisch- und Wurstwaren, sollte vermieden werden. Diese begünstigt innerhalb des Magens und Darms die Bildung von Produkten aus bakteriellem Eiweißabbau, die von der Leber zusätzlich entgiftet werden müssen. Außerdem enthalten alle Wurstwaren Pökelsalze (= Nitrat und Nitrit), die der Bildung von Nitrosaminen = hochkrebserregenden Substanzen Vorschub leisten. Als ausreichende, den Bedarf des Patienten deckende Eiweißzufuhr, gelten ca. 60–80 Gramm pro Tag oder höchstens 2 Gramm pro Kilogramm Körpergewicht. Sie sollten vornehmlich aus Sauermilch, Quark, Joghurt, Käse, Fisch und Rohkost zusammengestellt sein. Sauermilch und Molke enthalten neben hochwertigem Eiweiß Milchsäure, die die Verdauungsvorgänge und die Nährstoffaufnahme und damit die gesamte Darmtätigkeit begünstigt. Dr. Anemüller empfiehlt: „Nur Sauermilchprodukte verwenden, die auf ihren gesamten Säuregehalt bezogen, vorwiegend rechtsdrehende L(+)Milchsäure enthalten. Rechtsdrehende L (+)Milchsäure ist im Stoffwechsel des menschlichen Organismus direkt zu verwerten, linksdrehende D (-)-Milchsäure nur auf Umwegen und mit verlängerter Umsetzungszeit. Vom Stoffwechsel der Tumorzellen wird nur die linksdrehende D (-)Milchsäurevariante gebildet. Offenbar begünstigt diese ihren sich unter Sauerstoffausschluß vollziehenden Stoffwechsel".

Die tägliche Fettmenge sollte in erster Linie durch naturbelassene und kaltgepreßte Pflanzenöle, durch frische Sahne und frische Butter angeboten werden. Bei der Zubereitung von Speisen dürfen diese Fette nicht hocherhitzt werden, insbesondere solche nicht, die reich an ungesättigten Fettsäuren und Pflanzenölen sind. Es gibt heute Anhaltspunkte dafür, daß der übliche und viel zu hohe Fettverbrauch über die Stoffwechselabläufe die Bildung und das Wachstum von Tumoren fördert. Meiden

Sie Nahrungsmittel mit versteckten Fetten und sorgen Sie für ein reichliches Angebot an ungesättigten Fettsäuren. Sie beeinflussen die Fließgeschwindigkeit des Blutes günstig. Im allgemeinen hilft, eine einfache Speisenzubereitung vorzuziehen. Die Nahrung bleibt auf diese Weise weitgehend naturbelassen und durch den Kochprozeß (das Abschütten des Kochwassers), werden nicht unnötig Vitalstoffe vergeudet. Verwenden Sie nur sehr wenig Kochsalz. Würzen Sie mit frischer Zitrone und frischen Küchenkräutern, mit Knoblauch, Meerrettich und Zwiebeln – wenn Sie es vertragen. Nutzen Sie Apfel- bzw. Obstessig und auch Hefeflocken. Sie können mit Sicherheit weitgehend auf den üblichen Salzstreuer verzichten. Wenn überhaupt, sollten Sie jodiertes oder Meer-Salz verwenden. Durch die Verringerung der Kochsalzzufuhr verbessern Sie die Gegebenheiten in Ihren Blutgefäßen. So wird z. B. die Sauerstoffversorgung im Zellgewebe verbessert.

Verzichten Sie nach Möglichkeit auf Bohnenkaffee in größeren Mengen, auf Tee und alkoholische Getränke, wobei immer die Mahnung gelten muß: Die Menge macht das Gift! Dr. Helmut Anemüller empfiehlt, möglichst regelmäßig ungezuckerten Heidelbeersaft und Rote-Beete-Saft zu trinken. Als Nahrungsergänzung haben sich Hefepräparate bewährt (z. B. das Präparat „Mevil" aus der Apotheke oder dem Reformhaus).

Folgende Lebensmittel sollten aus dem Speiseplan gestrichen werden: geräucherte, gepökelte, salzkonservierte und marinierte Nahrungsmittel: z. B. Speck, Schinken, Räucherfisch, Wurstwaren, Fleisch- und Fischkonserven, stark gezuckerte Nahrungsmittel und solche, die mit Aphlatoxinen behaftet sein können, z. B. Erdnüsse.

Sie werden mich jetzt fragen: Was ist in aller Welt in diesem Ernährungsfahrplan so außerordentlich? Ich kann Ihnen nur erwidern: Eigentlich überhaupt nichts. Er besitzt für jeden ernährungsbewußten Menschen seine Gültigkeit im Sinne einer Grunddiät oder Ordnungsnahrung in der Vorbeugung von Krankheiten und Zivilisationsschäden, die durch eine fabrikgefertigte, nährstoffgeminderte Zivilisationskost begünstigt werden. Die Grunddiät ist für jeden Menschen, ob noch gesund oder bereits erkrankt, eine Möglichkeit, die Gesamtverfassung seines Körpers in eine bestmögliche Ordnung zu bringen und diese zu erhalten. Wenn Sie erwartet haben, daß z. B. der Rote-Beete-Saft oder irgendein anderes Nahrungsmittel den Krebs heilen könnten, so sind Sie mit Sicherheit enttäuscht. Dr. Anemüller sagt zusammenfassend: „Man denkt heute lieber in direkten und kaum noch in langzeitbezogenen Zusammenhängen. Das ist die Schwierigkeit, die dem Verständnis einer unspezifisch konzipierten Ernährungstherapie gegenüber Krebserkrankungen entgegensteht. So wie die Dinge liegen, kann man nur hoffen, daß in Onkologie und Medizin die Einsicht wächst: Auch der Krebskranke muß mit intensiven ernährungstherapeutischen Maßnahmen versorgt werden, so schwierig und unbequem sie auch für Gegebenheiten in Kliniken und Rehabilitationszentren sein mögen. Wir müssen tun, was überfällig ist."

VI

Möglichkeiten der zusätzlichen Nährstoffe in der Krebsverhütung und -therapie

Zu den lebenswichtigen Nahrungsbestandteilen, die in zusätzlicher Dosierung krebshemmende Eigenschaften entwikkeln können, werden die Vitamine A, E und C gezählt. In unserem Land hat das Vitamin C einen gewissen Bekanntheitsgrad als echte Möglichkeit, Erkältungen und Infektionserkrankungen wirksam zu begegnen. Viel weniger weiß der medizinische Laie um die physiologische Wirksamkeit der Vitamine A und E. Diese ist selbst den Ärzten nur wenig oder eingeschränkt bekannt, obwohl wissenschaftliche Arbeiten aus aller Welt – insbesondere im englisch-sprachigen Raum – die Regale ungezählter Bibliotheken füllen.

Hierzulande wird über die „Vitaminsucht", insbesondere der amerikanischen Bevölkerung, oftmals milde gelächelt. Dabei gerät aber in Vergessenheit, daß eine breite, gesundheitserzieherische Aufklärungsarbeit in den unterschiedlichen Medien der USA bewirkte, daß seit dem Jahre 1976 die Hälfte der US-Bevölkerung ihre Ernährung aus gesundheitlichen Gründen umgestellt und der Zigarettenkonsum um etwa ein Viertel abgenommen hat. Durch gezielte Vorbeugung, die wenig kostet, konnten in den USA im Verlaufe der letzten 18 Jahre mehr Menschenleben gerettet werden, als in den 18 Jahren nach der Entdeckung der Antibiotika. Es konnte die Sterblichkeit an Herzinfarkten und Schlaganfällen seit 1964 um etwa die Hälfte gesenkt werden. Am meisten profitierte die Gruppe der noch relativ jungen Patienten zwischen 35 und 54 Jahren.

Die Todesursache Nr. 1, die Herz-Kreislauf-Erkrankungen und ihre Folgen, befinden sich in der Bundesrepubblik weiterhin im Ansteigen. Täglich sterben an der Arteriosklerose und ihrer Folgeerscheinung in unserem Lande ca. 600 Menschen. Die Medizinstatistik registrierte jährlich 80–100.000 Todesfälle durch Herzinfarkt. Über den ausgeprägten Gesundheitssinn der US-Bevölkerung sollten wir, vor allen Dingen aus unserem zumeist unterentwickelten Wissen heraus, bestimmt nicht lächeln.

„The American Cancer Society“ und „The National Cancer Institute“ verfolgen eine bemerkenswerte Aufklärungsarbeit im Hinblick darauf, daß z. B. eine ballaststoffreiche Kost dem Darmkrebs Einhalt gebieten kann und daß die Vitamine A, E und C die gefürchteten Tumorrisiken mit größter Wahrscheinlichkeit abschwächen können. Es ist beschämend, wenn von Allgemeinärzten und Onkologen beim Thema „Vitamine“ in der Krebsvorsorge und Krebsbekämpfung geradezu allergisch abgewinkt wird, obwohl in den meisten Fällen noch nicht einmal ein Grundlagenwissen vorhanden ist. Nicht nur allein aus diesem Grund, aber doch hervorgerufen durch Ignoranz und Starrköpfigkeit, entwickelten sich u. a. in der Bundesrepublik die täglichen Kosten im Gesundheitswesen zu einem Betrag von 450 Millionen DM. Sie haben sich seit dem Jahre 1950 verdrei ßigfacht (!). Es gibt in der Bundesrepublik etwa 10 Mio. kranke Mitbürger (die Dunkelziffer soll noch erheblich höher sein). Ein Normalverbraucher stopft im Laufe seines Lebens – statistisch betrachtet – ca. 36.000 Tabletten in sich hinein. Demgegenüber steht neuerlich der Wunsch von über 50 % der Bundesbürger, biologische und sanfte Heilmittel zu nutzen und über 80 % sind der Überzeugung, daß eine biologische Kost gesünder sei, als das tägliche Normalangebot.

Die erwähnten Vitamine A, E und C, die in der Krebsvor- und -nachsorge eine wichtige Rolle spielen könnten, sind zu den Substanzen zu zählen, die sowohl Heil- als auch Lebensmittel sind. Sie gelten auch als sogenannte „accessorische“, d. h. zusätzliche Nährstoffe, die normalerweise in unterschiedlichen Mengen mit der Nahrung aufgenommen werden sollten. Die Vitamine sind als biochemische Substanzen anzusehen, die für eine normale Zellfunktion unerläßlich sind. Wer sich nach der Meinung herkömmlicher Lehrbücher ernährt, findet den Hinweis, daß unsere Nahrung genug Vitamin A enthält. Die farblose Substanz wird im Körper von Mensch und Tier aus dem Karotin – einer Vorstufe des Vitamin A – oder auch des Retinols, gebildet. Karotine befinden sich z. B. in Karotten, in allen grünen und gelben Gemüsen, in Gräsern und Algen und in einer Vielzahl von Früchten, z. B. Aprikosen, Kürbissen und solchen, die von kräftiger gelber und roter Farbe sind. Durch eine Vitamin-A-Unterversorgung kommt es nicht nur – wie hinlänglich bekannt – zur Nachtblindheit, gewissen Sehstörungen und Hautunreinheiten, sondern zu Veränderungen in den Geweben der Schleimhäute, z. B. der Kehle, der Nase, der Nebenhöhlen, des Mittelohrs, der Lungen und Scheide, der Gallen- und Harnblase. Ist der Organismus ausreichend mit dem Vitalstoff A ausgestattet, sondern diese auskleidenden Schleimhäute fortwährend eine Flüssigkeit ab, die zelldeckend wirkt und deren Oberfläche reinigt. In dieser Flüssigkeit können Eindringlinge, z. B. Bakterien, nicht überleben. Verbrauchte Gewebeteile und Zellen werden mit Hilfe von Enzymen der Schleimhautflüssigkeit abgebaut und hinausgespült. Aus diesem Grunde enthalten funktionstüchtige Schleimhäute keine Ansammlungen toter Zellen, die sogenannten „Anti-Enzyme" wirken den von Bakterien erzeugten Steuerungsstoffen entgegen, und die Zellen sind weitgehend von zerstörerisch wirkenden Eindringlingen von außen geschützt. Der menschliche Organismus verbraucht z. B. bei Erkältungen 60 % seines Vitamin-A-Gehaltes. Prof. Dr. Seifter, der sich intensiv mit dem Vitamin A und seiner Wirksamkeit beschäftigte, schreibt: „In einer solchen Situation braucht man große Mengen von Vitamin A, um Verluste zu ersetzen und die Reaktion des Immunsystems zu stärken, die durch körperliche Belastungen geschwächt ist."

Amerikanische Wissenschaftler vom National Cancer Institute gehen davon aus, daß der Bedarf des Menschen innerhalb der Industrienationen an Vitamin A gestiegen ist. Sie regen darum an, daß „keine Bevölkerung, die dem Risiko des Krebses ausgesetzt ist, im Zustand des Vitamin-A-Mangels belassen werden dürfe". Verschiedene Untersuchungen haben gezeigt, daß die Patienten mit Lungen-, Blasen- und Brustkrebs, sowie mit bösartigen Tumoren im oberen Magen-Darm-Trakt, weniger Vitamin A zu sich nahmen, als gesunde Kontrollpersonen. Ich kann davon ausgehen, daß Ihnen der Begriff „Smog" geläufig ist, jene bräunlich-gefärbte Substanz, die unter der Bezeichnung Stickstoffdioxid (NO_2) die Schlagzeilen der Massenmedien füllt. Stickstoffdioxid ist einer der ärgsten Feinde der menschlichen Atemwege und des zarten Lungengewebes! Auto- und Industrieabgase verpesten unsere Atemluft, lassen den

Wald sterben und führen gehäuft bei Säuglingen und Kleinkindern zu schwerwiegenden Atemwegserkrankungen, sie führen zu Bronchitiden, bei einer großen Zahl von Menschen aller Altersgruppen. Wir alle atmen NO_2 ein, das unser Lungengewebe angreift, empfindliche Schädigungen erzeugen kann und sogar in der Lage ist, diese zu zerstören. Dem Stickstoffdioxid, dem Gas, das den Smog braun färbt, setzt das Vitamin A eine wichtige Schranke entgegen. Im Tierversuch hat Dr. Kim von der Poulaine-University herausgefunden, daß Vitamin A das Epithelgewebe vor Gesundheitsschäden weitgehend bewahrt und sich unter hoher NO_2-Belastung nur wenig abnorme Zellen gebildet hatten. Die Untersuchungen von Dr. Kim führten dazu, daß das Vitamin A als „Präventiv-Maßnahme zum Schutze der Gesundheit der Lungen" zu nutzen sei. Selbst wenn nach nahezu einhelliger Meinung – von Seiten der Schulmedizin in der Bundesrepublik – das Vitamin A in der Krebsbekämpfung noch nicht ausreichend erforscht ist, und darum auch nicht als „fundierte Vorbeuge- und Therapiemaßnahme" gelten kann, so wird doch offiziell eingeräumt, daß Vitamin A für den Raucher wichtig werden kann. Man weiß, daß Schleimhautveränderungen in den Bronchien, die häufig den Boden für die Entstehung des Lungenkrebses bilden, mit Vitamin A beseitigt werden können. Aus dieser Erkenntnis wird die Hoffnung abgeleitet, eventuell mit „Vitamin-A-ähnlichen Substanzen" einmal dem Lungenkrebs vorbeugen zu können. Von offizieller Seite heißt es: „Eine Hoffnung, nicht mehr." Nicht allein der Zigarettenrauch, sondern vielmehr die zunehmende Luftverpestung, sollte endgültig Anstoß genug sein, nicht nur die klinisch-apparativen Untersuchungsmethoden zu perfektionieren und die operativen Möglichkeiten voranzutreiben, sondern biologische, sanfte, begleitende Maßnahmen, die mit Sicherheit weitaus weniger Geld kosten, für die intensive Vorbeugung zu erforschen. Es gibt einige Ärzte, auch in unserem Lande, die das Vitamin A in hohen Dosierungen, selbstverständlich unter klinischer Kontrolle, mit guten Erfolgen beim Krebspatienten anwenden. Prof. Dr. Douwes schreibt: „Vitamin A, ein interessantes Vitamin, stellt einen Faktor dar, der normalerweise die Zelldifferenzierung, d. h. spezielle Aufgabenstellungen der Zelle kontrolliert. Da eine Enddifferenzierung (Verlust normaler Funktionen) der

Zelle das Hauptmerkmal bösartiger Erkrankungen ist, ist auch die Annahme naheliegend, daß eine unzureichende Vitamin-A-Zufuhr bei der Krebsentstehung eine Rolle spielen könnte. Neben der Wirkung auf die Regulierung der Zelldifferenzierung, bewirkt das Vitamin A auch eine positive Beeinflussung der Immunabwehr des Organismus, außerdem wird dem Karotin eine Schutzwirkung der Zellinformation (DNS) zugeschrieben." Prof. Douwes führt aus, daß es dem Vitamin A möglich ist, die Abwehrkraft gegen den Krebs um das Doppelte zu erhöhen. „Krebszellen werden vom Abwehrsystem durch Vitamin A leichter vernichtet, und es kommt weniger zu Rückfällen. Außerdem verhindert Vitamin A die Umwandlung gesunder Zellen in Krebszellen. Während andere Krebsheilmittel die Zellen hemmen oder zerstören, werden durch Vitamin A wieder gesunde Zellen gebildet. Aus diesem Grunde wird in der „Sonnenberg-Klinik" häufig das Vitamin A als zusätzliche Therapie eingesetzt."

Fragen Sie Ihren Arzt beim nächsten Besuch, ob er von der Vitamin-A-Therapie etwas hält und versteht. Nehmen Sie keinesfalls unkontrolliert und in hohen Dosierungen Vitamin A zu sich! Es liegt im Bereich des Möglichen, daß Ihre Leber Schaden nimmt und eine überhöhte Einnahme ähnliche Wirkungen wie eine Vitamin-A-Unterversorgung nach sich zieht.

Eine Patientin der Krebs-Nachsorge-Klinik Sonnenberg/Bad Sooden-Allendorf, schrieb an die Redaktion des Heftes „NEUE NACHRICHTEN VOM SONNENBERG": „Mir wurden in der Sonnenberg-Klinik Vitamin A und E verordnet. Diese bekommen mir gut. Ich habe sehr viel über Vitamin A gelesen, weiß aber über Vitamin E sehr wenig. Welche therapeutischen Wirkungen sind bekannt?"

Die Schreiberin des Briefes steht nicht allein. Über Vitamin E war bis vor kurzem hierzulande überhaupt nichts bekannt. Der Vitalstoff galt lediglich als eine Art von Fruchtbarkeitsvitamin, das insbesondere Männern neue Kräfte verleiht. Das Vitamin E wurde selbst in Amerika bis vor ca. 15 Jahren als das „Vitamin auf der Suche nach einer Krankheit" bezeichnet. Echte Mangelzustände, eine Unterversorgung mit diesem Vitamin, konnte nirgends festgestellt werden. So fristete der Vitalstoff ein Schattendasein, bis er vor kurzem zum „Wunder-Vitamin" oder dem

„Vitamin der 80-er Jahre“ avancierte. In der Natur kommt das Vitamin E in den Keimen und Randschichten der Getreide, in kaltgeschlagenen Pflanzenölen vor. Ebenso enthält frischgemahlenes Vollkornmehl das begehrte Vitamin. Das fettlösliche Vitamin E gehört zur Gruppe der Tocopherole, was auf griechisch so viel wie „Geburtsträger“ bedeutet, und es hat im menschlichen Organismus eine Reihe von Aufgaben zu erfüllen. Für die Wirksamkeit im Krebsgeschehen spricht die Tatsache, daß Vitamin E die Zellmembranen (Zellwände) stabilisiert und darum als aktiver Zellschutzstoff einzustufen ist. Das Vitamin E wirkt als ein natürliches Anti-Oxidans, d. h. im Klartext, der Vitalstoff wirkt Vergiftungserscheinungen in und an der Zelle, verursacht durch äußere und innerlich bedingte Voraussetzungen, entgegen. Eine Oxidation – das wissen wir alle – entsteht durch den Einfluß von Sauerstoff. Ein Silberlöffel läuft schmutzig an, Fett wird ranzig, ein Auto rostet und es kommt zu sichtbarer Wertminderung. Eine Oxidation können Sie im Küchenalltag beobachten, wenn Sie Butter oder Margarine ungeschützt dem Einfluß von Sauerstoff überlassen. Die Fette schmecken unangenehm, sie verderben. Der gleiche Vorgang findet im menschlichen Körper innerhalb seiner Billionen Zellen statt. Das Vitamin E, ein intrazelluläres Anti-Oxidans, gilt als eine Substanz, die „Peroxidationen“ von körpereigenen Lipiden (Fette und fettähnliche Stoffe) im Organismus, insbesondere im Zellstoffwechsel, durch die Einwirkung von Sauerstoff verhindert. Bei dieser wichtigen Aufgabe opfert sich das Vitamin E auf. Es verhindert, daß Sauerstoff in und an den Körperzellen mit Fetten sogenannte aggressive Verbindungen eingeht. Das Vitamin E greift hilfreich in den Stoffwechsel ein und verändert dabei die sogenannten LDL-HDL-Quotienten (unterschiedliche Cholesterine) zu Gunsten des sogenannten „guten Cholesterins“, HDL (high density lipoprotein). Aufgrund dieses Vorganges ist das Vitamin E zu einem aktiven Zellschutz gegen die gefürchtete und weitverbreitete Arterienverkalkung bzw. gegen gefährliche Ablagerungen an den Gefäßwänden geworden und es gilt als wirksame Vorbeugung gegen Schlaganfall und Herzinfarkt.

Welche tatsächlichen Auswirkungen das Vitamin E auf die Entstehung von Krebs besitzt, ist bislang nur in Ansätzen bekannt. Eines gilt als sicher und ist durch die Arbeiten von US-Wissenschaftlern belegt: Durch seine entgiftenden Eigenschaften kann das Vitamin E krebserzeugende Giftstoffe im Stuhl weitgehend verhindern, und damit der Entstehung von Dickdarmkrebs entgegenwirken. Die entgiftende, antioxidative Wirkung geht aber wesentlich weiter. Sie erstreckt sich auf die Gewebe und Zellen des gesamten Magen-Darm-Traktes, deren Peroxidationen mit Vitamin E abgeschwächt werden. Prof. Dr. Douwes schreibt: „Wahrscheinlich schützt das Vitamin E vor Lungenkrebs. Experimente in verschiedenen Forschungszentren haben gezeigt, daß Vitamin E offenbar allen Krebsarten entgegenwirken kann, indem es die Alterung der einzelnen Zellen hinauszögert. Zusammen mit Beta-Karotin und dem Vitamin C könnte das Vitamin E zu den stärksten krebsverhütenden Mitteln gehören." Das Vitamin E als lebenswichtiger Nahrungsbestandteil, ist vom menschlichen Körper nicht herzustellen. Es ist davon auszugehen, daß aufgrund der modernen Nahrungsgewohnheiten (Weißmehle, gehärtete Fette) das Vitamin-E-Angebot generell zu niedrig ist. Im Gegensatz zum Nahrungsangebot unserer Ur-Großeltern, erhalten wir heute höchstens noch den 10. Teil des Vitamin-E-Angebotes. US-Wissenschaftler errechneten, daß durch eine vollwertige Ernährung mit unveredeltem Getreide und naturbelassenen Fetten der Mensch vergangener Generationen ca. 150 i. E. Vitamin E zu sich nahm. Der zehnte Teil dessen sind 15 i. E. und dabei handelt es sich bei dieser Angabe zumeist um einen nicht mehr realisierbaren Wert. Wer in seiner Nahrung auf Vollkornprodukte, frische grüne Blattgemüse und Keimöl verzichtet, verfügt über einen niedrigen Vitamin-E-Blutserum-Spiegel.

Vielfältige Umwelteinflüsse und Streß tun ein übriges, um unseren Bedarf an Vitamin E zu erhöhen. So haben Wissenschaftler herausgefunden, daß bei körperlicher Überbeanspruchung und Negativ-Streß der Vitamin-E-Spiegel auf ein Minimum absinkt. Seit dieser Erkenntnis gilt diese Substanz als Anti-Streß-Vitamin. Neben einer Reihe erstaunlicher Eigenschaften, die den Hormonstoffwechsel und das innersekretorische Drüsensystem ausbalancieren, bietet das Vitamin E einen ganz entscheidenden Pluspunkt: Es setzt den Sauerstoffbedarf des Zellstoffwechsels um bis zu 40 % herab. Das bedeutet z. B. bei unzureichendem Sauerstoffangebot trägt der Vitalstoff entscheidend dazu bei, daß mit dem Sauerstoff im Organismus ökonomischer umgegangen wird und die Zellatmung bzw. die normalen Stoffwechselabläufe der Zelle gewährleistet sind. Die Sauerstoffeinsparung wirkt sich günstig auf den gesamten Organismus, auf das Herz-Kreislauf-System, das Allround-Transportorgan Blut und die von Krebsgefährdung geschwächten Zellen aus. Da das Vitamin E der Anhäufung giftiger Stoffwechselprodukte im Zellhaushalt entgegenwirkt, trägt es zur Erhaltung und Teilung gesunder Zellen entscheidend bei, denn sogenannte „Out-Oxidationen" gelten als der „Giftbecher der Zelle" und veranlassen diese zu Entartungen oder auch zum Absterben. Auf dieser Grundlage kann das biologische Antioxidans Vitamin E sehr wohl im Krebsgeschehen eine wichtige Rolle übernehmen. Nicht umsonst wird in manchen Krebs-Nachsorgekliniken auf den Verzehr von Vollkornprodukten großer Wert gelegt, da sie u. a. auch das Vitamin E enthalten. Als aktiver Zellstoff, zum Aufbau und zur Erhaltung der Zellgesundheit und ihrer natürlichen Stoffwechselabläufe, ist das Vitamin unerläßlich, so daß höhere Dosierungen als Zusatzpräparate in der Krebsvorbeugung und -nachsorge einen entscheidenden Platz einnehmen.

Die Deutsche Gesellschaft für Ernährung geht davon aus, daß 25 I. E. für die Frau und 30 I. E. Vitamin E für den Mann täglich notwendig sind. Haben Sie einen höheren Verbrauch an ungesättigten Fettsäuren – wie er von Ernährungsfachleuten dringend empfohlen wird – benötigen Sie z. B. pro verzehrtem Eßlöffel Pflanzenöl 100 I. E. Vitamin E zusätzlich, um radikale Sauerstoffverbindungen, die im Verbund mit ungesättigten Fettsäuren im Körper entstehen, zu verhindern. Das Vitamin E ist vor allem, wenn es aus naturidentischen Rohprodukten hergestellt wird (Weizenkeime, Sojabohne) absolut ungiftig und gut verträglich. Selbst bei überhöhten, vom Körper nicht verwertbaren Gaben von 500–600 I. E. Vitamin E pro Kilogramm Körpergewicht, treten keine Vergiftungserscheinungen auf. Das Vitamin E wird in der Leber, in der Hypophyse (Hirnanhangdrüse) und im Fettgewebe gespeichert. Es bedarf für die Aufnahme durch die Dünndarmschleimhaut einer bestimmten Menge Fett. Unnötige Gaben werden vom Körper auf natürlichem Wege ausgeschieden. John A. Mann schreibt in seinem Buch „Geheimnisse der Lebensverlängerung“:

„Wir empfehlen jeweils nicht mehr als 1.600 I. E. täglich für längere Zeit als ein paar Wochen einzunehmen. Die ideale Dosis scheint im Bereich zwischen 800 und 1.200 I. E. zu liegen. Prof. Dr. F. Douwes meint zusammenfassend: „Alles in allem ist Vitamin E eine interessante Substanz mit breiter Wirkung und praktisch fehldenden Nebenwirkungen. Bei den Vitaminen A und E handelt es sich um sehr inter essante Vitamine, deren therapeutischer Einsatz häufig gerechtfertigt ist.“

Das Vitamin C oder die Ascorbinsäure, ist im Kreise aller Vitalstoffe die bekannteste Substanz. Das Vitamin C wird vollkommen unterschätzt, wenn es lediglich zur Vorbeugung oder auch Abkürzung von Erkältungskrankheiten Anwendung findet. Dieses Vitamin vermag weitaus mehr und sogar Erstaunliches zu leisten. Im Jahre 1747 stellte James Lind fest, daß mit Zitronensaft dem Skorbut pari zu bieten sei. Aus diesem Grunde entstand die Verpflichtung auf englischen Seglern, den Mannschaften Zitronen zu verabreichen. Das Vitamin C wird uns mit Zitrusfrüchten und frischem Obst unserer Breiten und vielerlei Gemüsesorten, ebenfalls im Sauerkraut und mit Kartoffeln angeboten. Es gehört zu den wasserlöslichen, nicht speicherbaren Substanzen, die über den Urin und den Schweiß ausgeschieden und täglich ersetzt werden müssen. Nach neuesten Erfahrungsberichten gilt das Vitamin C als wirksame Hilfe bei Ermüdungs- und vorzeitigen Alterserscheinungen. Wissenschaftler in aller Welt fanden heraus, daß Vitamin C in höheren Dosierungen bei Paradontose, Harnwegsinfektionen, Asthmaanfällen und Allergien heilend und helfend wirkt. Prof. Dr. O. Alvarez von der University of Washington/Seattle, fand heraus, daß sich leichter Vitamin-C-Mangel durch chronische, weitverbreitete leichte Zahnfleischentzündung bemerkbar macht. Das Vitamin C entschärft Bakterien und kann auf diese Weise die Widerstandskraft von Blase und Nieren erhalten und wiederherstellen. Das Vitamin C bewirkt eine schnellere Wundheilung. „Als man z. B. Patienten mit wundgelegenen Körperstellen zwei Vitamin-C-Tabletten à 500 mg verabreichte, heilten die wunden Hautstellen doppelt so schnell wie vorher.“

Bei anderen Untersuchungen fanden die Forscher heraus, „daß sich die Wundinfektionen bei über 1.000 Patienten verschlimmerten, wenn der Gehalt an Ascorbinsäure im Blut sank." Einige Wissenschaftler im angelsächsischen Sprachraum forderten bereits aufgrund ihrer Untersuchungsergebnisse, die täglich festgesetzte Mindestmenge von Vitamin C anzuheben, weil „ein latenter Mangel an Ascorbinsäure einer von mehreren vermeidbaren Risikofaktoren ist, die zu den heutigen Epidemien von Zivilisationserscheinungen in der westlichen Welt beitragen." Eine große Anzahl von Wissenschaftlern bemühten sich darum, die Wirkung von Vitamin C auf das Tumorwachstum bzw. auf die Entwicklung von Krebszellen zu dokumentieren. So berichtet „Cancer Research" im April 1980 von einer Studie des Medizinischen Zentrums der University of Kansas, daß Vitamin C das Wachstum bestimmter Leukämiezellen hinauszögert. Forscherteams in Texas und Frankreich fanden unabhängig voneinander heraus, daß Vitamin C das Wachstum des Melano-Karzinoms (Hautkrebs) hemmt. Die entarteten Melanom-Zellen wuchsen unter dem Einfluß von Vitamin C sichtbar langsamer (um ca. 50 %), und sie wurden gleichzeitig in ihrer Lebensfähigkeit geschwächt. Der zweifache Nobel-Preisträger, Prof. Linus Pauling, er gilt als „Vater" des Vitamins C und wurde zum nimmermüden Kämpfer für diesen Wirkstoff, hat in einer Reihe von Versuchen, gemeinsam mit dem schottischen Chirurgen Dr. Cameron, die Überlebenszeit von 1.000 unheilbar krebskranken Patienten festgehalten. Die Studie erstreckt sich über einen Zeitraum von fünf Jahren unter Vitamin-C-Therapie mit 1.000 Patienten und solchen in der gleichen Situation, die kein Vitamin C erhielten. Jeder mit Vitamin C behandelte Patient wurde 30 Patienten aus der Gruppe ohne Vitamin-C-Gaben – in einem exakten Kontrollverfahren – gegenübergestellt. Den 1.000 Patienten wurde zehn Tage lang 10 Gramm = 10.000 mg Vitamin C injiziert und späterhin nahmen sie die gleiche Menge oral ein. Die Ergebnisse überzeugten. Bei allen Krebsarten vervierfachte sich die Überlebenszeit der Patienten mit Vitamin C gegenüber denjenigen ohne die zusätzliche Gabe des Vitalstoffes. Unheilbar Lungenkrebskranke überlebten z. B. 3,53mal und Patienten mit Magenkrebs 2,61mal länger, als diejenigen, aus der Vitamin-C-freien Kontrollgruppe. Für Blasenkrebskranke hieß das Ergebnis 4,49mal länger, und beim Nierenkrebs wurde eine über 7,75mal höhere Lebenserwartung dokumentiert. Patienten mit Darmkrebs unter der Vitamin-C-Behandlung hatten sogar eine 7,6mal längere Überlebenszeit. Prof. Linus Pauling bestätigt, „daß die tägliche Gabe von hohen Dosen Vitamin C dem Leben eines unheilbar kranken Krebspatienten viele kostbare Tage und manchmal sogar Jahre schenken kann." Außerdem konnte festgestellt werden, daß die Patienten weniger schmerzstillende Medikamente benötigten und auffällig weniger über Schmerzen klagten. Ihr Leben wurde nicht allein verlängert, sondern es gewann außerdem an Qualität.

John A. Mann schreibt: „Moderne Wissenschaftler erkennen allmählich, daß der menschliche Körper tägliche Vitamin-C-Dosen zwischen 5.000 und 15.000 Milligramm benötigt, denn Streß und Umweltverschmutzung, Nikotingenuß erhöhen den Vitamin-C-Bedarf beträchtlich. Ernährungsfachleute glauben noch heute, daß der Vitamin-C-Haushalt des Menschen in Ordnung sei, wenn kein Skorbut auftritt. Allerdings sind die Erscheinungen des Krankheitsbildes Skorbut bereits mit wenigen Milligramm Vitamin C zu verhindern. Wenn wir heute lebenswichtige Vitalstoffe nur in den Mengen zu uns nehmen, die offenkundige Mangelzustände gerade eben unterbinden, dann ist es um die Gesundheitsbildung und -erhaltung der Bevölkerung ausgesprochen mäßig bestellt!

Die Deutsche Gesellschaft für Ernährung rät zu 60–100 mg Vitamin C täglich für die Versorgung des Erwachsenen und setzt 40–50 mg täglich für Kinder fest. Da das Vitamin C als entgiftende Substanz auf über 50 chemische Umweltgifte reagiert und in der Lage ist, z. B. die Auswirkungen von Kadmium, Blei, Quecksilber, Arsen, Benzol, Kohlenmonoxid, PCB (PolyChlorierteBiphenyle) und Insektizide im menschlichen Körper abzuschwächen, ja selbst zu eliminieren, müßten die vielfältigen Vorurteile – im Hinblick auf den essentiellen Wirkstoff Vitamin C – entschieden über Bord geworfen werden. Das Vitamin C kostet einen Spottpreis im Vergleich zu Krankenhausverweildauer, aufwendigen Behandlungen, Arbeitsausfällen etc. Zumindest müßten Gelder bereitstehen, um die Forschungsergebnisse anderer Länder bei uns exakt zu untermauern. Eine offizielle Meinung in der Bundesrepublik in bezug auf das Krebsgeschehen und das Vitamin C lautet kurz und knapp: „Derzeit gilt für das Vitamin A die gleiche Bewertung wie für das Vitamin C. Ein experimenteller Therapieansatz, der es wert ist, verfolgt zu werden, der allerdings heute noch nicht als fundierte Vorbeugung und Therapiemaßnahme gelten kann." Prof. Dr. Douwes schrieb kürzlich: „Auch wenn über den Anti-Krebs-Effekt des Vitamin C noch recht spärliche Ergebnisse zur Verfügung stehen, so sprechen doch einige theoretische Erwägungen dafür. Dazu zählt sein möglicher Einfluß auf die Erhaltung der inneren Zellstruktur (intrazelluläre Matrix), die Förderung immunologischer Mechanismen und die Abkapselung von Tumoren, sowie sein antioxidativer Effekt."

Während der Produktion dieses Buches kam ein neues Präparat auf den Markt, das durch die synthetische Wirkung von Vitamin E+C die Entstehung von Nitrosamine im Körper verhindert. Unter großem, technischem Aufwand ist es noch gelungen, hierüber ein Sonderkapitel am Schluß des Buches zu bringen. Lesen Sie dort die neuen Perspektiven und Hoffnungen, die nicht nur für Krebskranke, sondern für alle, die das Entstehen des Krebses verhindern wollen, entstehen.

VI a

Die Vitamine E und C – ein bemerkenswertes Team in der Krebsverhütung

„Vitamin E ist das wichtigste, fettlösliche Antioxidans und Vitamin C (Ascorbinsäure) das wichtigste wasserlösliche Antioxidans. In ihrer Funktion im Organismus und zur Verlangsamung des Alternsprozesses arbeiten sie wahrscheinlich zusammen."
Prof. Linus Pauling
Executive Health, Band 10

Eine Reihe wissenschaftlicher Arbeiten aus aller Welt bestätigten in jüngster Zeit die Annahme, daß die Wirkweisen der Vitamine C und E im menschlichen Körper eine bemerkenswerte, synergetische, d. h. sich ergänzende Aufgabe zu erfüllen haben. Befinden sich die Vitamine E und C gemeinsam und zur gleichen Zeit und in ausgewogener Menge im Blutkreislauf, kommt es im Zellstoffwechsel – durch dieses Angebot – zu einer addierenden, sich positiv verstärkenden Schutz- und Wechselbeziehung.

Wie sich dieser Synergismus beider Substanzen praktisch auswirkt, faßte Robert E. Keith in der anerkannten amerikanischen Fachzeitschrift „Journal of Clinical Nutrition" im November 1980 folgendermaßen zusammen: „Die Einnahme von Vitamin E erhöht den Gehalt von Vitamin C im (Blut-)Plasma. Das gleiche gilt für Vitamin C bei der Einnahme von Vitamin E. Vitamin E und C zeigen gegenseitig synergetische Wirkung. Der Metabolismus (Austausch im Stoffwechsel) wird gegenseitig im Körper günstig beeinflußt." Die Wissenschaft beschäftigt sich zunehmend mit den biologisch-entgiftenden Eigenschaften beider Substanzen im Hinblick auf die Krebsverhütung und die positive Beeinflussung der Krebserkrankung. Es wurde eindeutig festgestellt: Das Vitamin C verhindert die Bindung des stark krebserzeugenden Giftstoffes Nitrosamin im Magen. In „Krebsforschung heute – Berichte aus dem Deutschen Krebsforschungszentrum 1983" heißt es: „Die Nitrosamine – chemische Substanzen, die durch Reaktionen von Nitrit mit sekundären Aminen in der Umgebung des Menschen entstehen können, gehören neben den aromatischen Kohlen-Wasserstoffen, aromatischen Aminen und Stoffwechselprodukten von Schimmelpilzen (Aflatoxinen) zu den stärksten krebsauslösenden Substanzen (Karzinogenen), die wir kennen. Die rasche Entwicklung der analytischen Methoden führte zum Nachweis in einer Reihe von Nahrungsmitteln und technischen Produkten. Da Nitrosamine bei vielen Tierarten (bis heute ist dies bei 39 Tierarten bewiesen) bei chronischer Einwirkung Krebs hervorrufen können, ist mit hoher Wahrscheinlichkeit anzunehmen, daß der Mensch keine Ausnahme darstellt. Zwei akute Vergiftungsfälle beim Menschen durch Nitrosamine zeigen, daß sich die pathologischen Veränderungen in der Leber beim Menschen von denen bei Tieren – nach Verabreichung des gleichen Nitrosamins – nicht unterscheiden." Der Mensch des ausgehenden 20. Jahrhunderts ist einer Vielzahl chemischer Verbindungen ausgesetzt. Sie stammen aus der Nahrung, sie werden eingeatmet oder in Form von Medikamenten in den Körper aufgenommen.

„Die Hemmung der Nitrosaminbildung kann heute" – so Prof. Douwes – „speziell bei Magenkrebs von Bedeutung sein. Ebenso wird dem Vitamin C eine Förderung und Stärkung immunologischer Mechanismen durch seine entgiftenden Eigenschaften zugeschrieben." Das Vitamin C erhält und beschützt – ebenso wie das Vitamin E – gesunde Zellfunktionen und beide Vitamine bewahren diese vor verfrühten Alterungsprozessen, die der Ausbildung einer Krebserkrankung Vorschub leisten können. Der medizinischen Forschung in aller Welt wird immer mehr klar, daß Umweltfaktoren, insbesondere bestimmte Bestandteile der Ernährung, eine Geschwulstbildung begünstigen können. Es handelt sich z. B. um den überhöhten Verzehr von Fetten, die den Cholesterinspiegel in die Höhe treiben oder um Zusätze von Nitrat oder Nitrit, Rückstände aus der Düngung und Tierhaltung oder um Nahrungsmittelzusätze, die Wurst- und Fleischwaren bei der industriellen Fertigung zugesetzt werden (Pökelsalze). Experimente bewiesen die vorbeugende Wirkung gegen die Bildung von Nitrosaminen im Magen- und Darmtrakt, so daß auch deutsche Wissenschaftler in jüngster Zeit zur gleichzeitigen Einnahme von Vitamin C und nitrithaltigen Speisen wie Wurst und Schinken raten. Es wird in diesem

Zusammenhang sowohl von Vitamin-C-haltigem frischen Obst und Gemüse als auch von Ascorbinsäure-haltigen Präparaten gesprochen.

Amerikanische Studien zeigten sowohl die Nitrosamin-hemmende Wirkung von Vitamin C, als auch die von Vitamin E auf. So wiesen z. B. Schinkenproben, die bei der Herstellung mit Spritzlack und Vitamin E versetzt wurden, nach dem Braten keinen Nitrosamingehalt auf, während deutliche Nitrosaminspuren in den Schinkenproben nachgewiesen werden konnten, denen das Vitamin E fehlte. Eine Kombination der Vitamine E und C verhindert demzufolge die Bildung krebserregender Nitrosamine im menschlichen Organismus. Aufgrund dieser wissenschaftlich belegbaren Erkenntnis, kann das Präparat „EVINA E+C ", eine gemeinsame, ausgewogene Verbindung der Vitamine C und E in einer Kapsel, ein außerordentlich wichtiger Zellschutz im Hinblick auf die Geschwulstbildung sein. Der amerikanische Forscher, Dr. Steve Tannenbaum, bezeichnete anläßlich einer Tagung von Krebsforschern in New York die Vitamine C und E als „wichtige, krebshemmende, natürliche Stoffe". Die antioxidativen hochwirksamen Substanzen E und C ergänzen und verstärken einander in ihrer Schutzwirkung gegen die Ausbildung von Peroxiden und freien Radikalen. Es handelt sich dabei um anerkannt zellzerstörerische Substanzen, denen wir durch die Einflüsse unserer Umwelt in vielschichtiger Weise ausgesetzt sind. Die Sauer- und Nährstoffversorgung, der Schlackenabtransport bzw. die Entgiftung innerhalb der Zellen und ihre lebenswichtige Regeneration, können durch die Vitaminkombination C und E optimiert und bereits bestehende Schädigungen des Zellstoffwechsels gemindert werden. In den ca. 60 Billionen Zellen des menschlichen Körpers entwickeln sich die Voraussetzungen für Erkrankungen und vorzeitige Abnutzungs- und Alterungsprozesse innerhalb von Zeiträumen, in denen wir uns für leistungsfähig und gesund halten. Wir bemerken nicht, daß die Zellen giftige Stoffwechselprodukte, z. B. im Bindegewebe, im Darm und in der überlasteten Leber horten. Täglich kommen neue, sich addierende, d. h. sich gegenseitig verstärkende Substanzen aus unserer unmittelbaren Umgebung, z. B. Zigarettenrauch, Blei, Kadmium, Stickoxide, Schwefeldioxid, Natriumnitrit und weitere Substanzen hinzu. Sie alle greifen die Urbausteine des Lebens, die Zellen, in ihrer Funktionsfähigkeit an und mindern diese. Hinzu kommen außerdem weitere toxische Stoffwechselendprodukte, die durch Krankheit, Negativ-Streß und tägliche Überforderung entstehen. Fortschreitende Kettenreaktionen im Zellhaushalt sind die Folge, die den Weg zu Zivilisationserkrankungen und Alterungsprozessen bereiten. Die Vitamine E und C sind wirksame Gegenspieler, die zellschädigenden Einflüssen pari bieten. Sie sind in ihrer Kombination und im gleichzeitigen Angebot eine Gesundheitsversicherung, so daß die Wirkung beider Vitalstoffe kurz und bündig auf einen Nenner gebracht werden kann: Wer E sagt, muß auch C sagen.

Neueste Forschungsergebnisse haben interessante Anhaltspunkte dafür aufgezeigt, daß dem Spurenelement Selen in der Krebsverhütung eine wichtige Rolle zukommen kann. Der Vitalstoff wird dem Körper über den Verzehr von Vollkorn, von Weizenkeimen und Kleie, von Zwiebeln, Knoblauch, Kohl, Mais und Sojabohnen zugeführt, wenn diese auf selenhaltigen Böden herangewachsen sind. Das gleiche gilt im übrigen für Milch und Eier, wenn das Tierfutter ausreichend Selen enthalten hat. Hefepräparate gelten im allgemeinen als ausgesprochen zuverlässige Selenquellen.

Die zumeist unbeachtete und in unserem Lande nahezu unbekannte Substanz gilt neben dem Vitamin E und dem Vitamin C als ein natürliches Antioxidans und als wirksamer Entschärfer Freier Radikale, sogenannter aggressiver Sauerstoffverbindungen im Organismus. Fettoxidationen werden mit Hilfe von Selen in harmlose Hydroxy-Säuren umgebaut. Das Selen entgiftet z. B. Quecksilber und verhindert gleichzeitig die Entstehung karzerogener Substanzen. Wird Selen im Verbund mit Vitamin E eingenommen, verstärkt es die Wirkung des Vitalstoffes, indem es die Verteilung im Zellgewebe begünstigt. Andererseits erhöht Vitamin E die Verträglichkeit von Selen.

Eine kombinierte Einnahme beider Substanzen gilt als „Stimulanz der körpereigenen Anti-Körper-Produktion" und verstärkt damit die Reaktionsfähigkeit und Funktionstüchtigkeit des menschlichen Immunsystems. In den USA liegt die tägliche Durchschnittsgabe von Selen bei 68 Mikrogramm. Für deutsche Verhältnisse gibt es kein Zahlenmaterial. Die Häufigkeit des Brustkrebses wird in den Vereinigten Staaten mit 22,2 : 100.000 Personen angegeben. Auf den Philippinen beträgt die durchschnittliche tägliche Selendosis 189 Mikrogramm und die Vergleichszahl beim Brustkrebs liegt bei 5,4 : 100.000 Frauen. In Japan lauten die Zahlen 287 Mikrogramm Selen und 4,0 Brustkrebspatientinnen auf 100.000 weibliche Einwohner. Für die Unterschiede der täglichen Selendosis ist der Verzehr von Fischen und Meeresfrüchten verantwortlich zu machen; sie gelten als ausgezeichnete Selenquellen. „Eine Minderung der Häufigkeit von Leukämie, Magen-, Kolon-, Rektum-, Prostata-, Leber- und Lungenkrebs wird mit einer ausreichenden Selenzufuhr in enge Verbindung gebracht." Das Selen ist im Nahrungsmittel an ein Aminosäuren-Molekül gebunden. Zur Krebsverhütung und Lebensverlängerung wird Selen in unterschiedlicher Form als zusätzliche Gabe (u. a. Natrium-Selenit) verwendet.

Selen in hoher Konzentration gilt als toxisch!

Im allgemeinen wird davon ausgegangen, daß bei einer selen-armen Kost, vor allem bei einem vorwiegend vegetarischen Nahrungsangebot, ein täglicher Zusatz von 50–100 Mikrogramm Selen als gefahrlos und untoxisch gilt. Ein Bericht besagt: „Chronische Selenvergiftung kann bei Menschen durch Langzeiteinnahme von 2.400 bis 3.000 Mikrogramm erwartet werden." Selenhaltige Hefe weist ca. 5.000 Mikrogramm pro Kilogramm auf, jedoch wird wohl niemand auf den Gedanken kommen, diese Menge in kurzer Zeit zu verzehren. Die giftigen Einflüsse des Selens entstehen im übrigen deshalb, weil der Wirkstoff in Enzymen (Steuerungsstoffen) und anderen Eiweißsubstanzen an die Stelle von Schwefel tritt. Mit Schwefelzusätzen kann ein Ausgleich geschaffen werden.

Weitere Substanzen, die in der Krebsnachsorge als begleitende Therapie eine Rolle spielen, sind die Mineralstoffe Kalzium, Magnesium und Zink. Es gibt Mineralstoffe, wie Kalzium und Magnesium, die vom menschlichen Körper in höheren Dosierungen benötigt werden, andere dagegen nur in winzigen Spuren, daher der Begriff „Spurenelement". Im allgemeinen erfahren die Mineralstoffe und Spurenelemente in der bundesdeutschen Ernährungszusammenstellung nur eine geringe Aufmerksamkeit, denn es wird noch immer davon ausgegangen, daß unsere tägliche Nahrung ausreichende Mengen davon anbietet. Diese Ansicht ist aus folgenden Gründen falsch: Unsere Ackerböden sind bereits arm an diesen Elementen und außerdem können Pflanzen, die auf überdüngten Böden wachsen, notwendige Mineralien nur vermindert aufnehmen. Seit jüngster Zeit werden auch bei uns sogenannte „chelierte" Mineralstoffe angeboten und empfohlen, d. h. sie können besser vom Körper aufgenommen werden als nicht chelierte. Dieser Begriff bedeutet: Das Mineral- oder Spurenelement ist an eine oder mehrere Aminosäuren gebunden. Sind z. B. die Verdauungsvorgänge gestört, empfiehlt sich die Nahrungsergänzung in chelierter Form. Freie Mineralstoffe nimmt ein Verdauungsgesunder auf, um sie im weiteren Verlauf im Magen zu chelieren.

Das Kalzium, ein Stabilisator der Zellwände und des Knochengerüstes, gilt als eine Anti-Streß-Substanz, die der Mensch unserer Tage in ausreichender Menge benötigt. Eine durchschnittlich vollwertige Mahlzeit soll etwa 800 mg Kalzium anbieten. Unser täglicher Bedarf wird, nach amerikanischen Empfehlungen, auf mindestens 1.000 – 2.000 mg Kalzium geschätzt. Magnesium und Kalzium verhindern gemeinsam empfindliche Streßfolgen und sorgen für eine Ausgewogenheit des Cholesterinspiegels. Pro 100 mg Kalzium benötigt der menschliche Organismus gleichzeitig 50 mg Magnesium. Ein Magnesiummangel ist nach Ansicht einer Reihe von Ernährungsexperten der eindeutige Grund für viele Symptome des sogenannten Zivilisationssyndroms. Es handelt sich dabei um Schlaflosigkeit, Unruhe, Lärmempfindlichkeit, Reizbarkeit, Furchtsamkeit, Streitsucht, Kommunikationsschwäche und Depressionen. In der begleitenden Krebstherapie hilft das Magnesium dabei, eine natürliche Ruhe im Organismus zu schaffen und Streßfolgen aller Art auf das erträgliche Maß zu reduzieren.

Das Spurenelement Zink greift in lebenerhaltende Prozesse im Stoffwechsel ein, indem es für die Bildung von ca. 60 Enzymen Bedeutung besitzt. Das Zink ist z. B. daran beteiligt, wenn das ermüdete Abwehrsystem neu belebt werden soll und der Cholesterinspiegel zugleich gesenkt werden muß. Zink fördert den Haarwuchs (nach Bestrahlung und Chemotherapie) und unterstützt die körpereigene Hormonbildung bei Mann und Frau. Forschungsergebnisse besagen, daß nach Operationen, Narkose und Streß, selbst bei Liebeskummer unnatürlich große Mengen Zink mit dem Urin ausgeschieden werden. In der Sonnenberg-Klinik erhält der Patient 40–100 mg Zink täglich, und die Therapie wird mit einem Gramm Kalzium unterstützt.

Wenn Sie in etwa verstanden haben, wie viele Substanzen Ihr Körper zur Gesunderhaltung nach Vitalitätsverlusten benötigt, um das Abwehrsystem neu zu beleben, dann hat Sie dieser Überblick bereits sensibilisiert. Sie verstehen besser, was während einer Ernährungstherapie im Hinblick auf den gewünschten Umstellungsprozeß bewirkt werden soll und Sie können Ihre Ernährung bewußter gestalten, um trotz Krebs eine bessere Lebensqualität zu erreichen.

(Redaktionelle Anmerkung. Hier wird nochmals auf das Sonderkapitel unserer Medizinredaktion am Schluß des Buches hingewiesen!)

VII

Die Arbeit der Selbsthilfegruppen – Hilfe durch die Selbsthilfe

Wer sich nach der Entlassung aus dem Krankenhaus und der Reha-Klinik zurechtfinden will, benötigt weitere Hilfe. Er braucht vorrangig das sichere Gefühl, nicht alleingelassen zu sein. Für Menschen mit den unterschiedlichsten körperlichen, sozialen und seelischen Problemen, die an ihrem Gesundungspreozeß aktiv mitarbeiten wollen, gibt es die Einrichtung der Selbsthilfegruppen. Sie sind weltweit verbreitet und erfüllen als eine Art „stille Revolution" ihre vielschichtigen Aufgaben im psycho-sozialen Bereich. Sie vermitteln die Möglichkeit des Austausches, der Selbstfindung und bieten praktische Hilfestellung, wo immer diese erforderlich sein sollte. Die Selbsthilfegruppe kann als Ansprechpartner mit vielen Ohren betrachtet werden. Wenn es einem Menschen psychisch und physisch „dreckig geht", hilft nachweislich das Reden über die Not. Die Voraussetzung dafür ist allerdings ein geduldiger, mitfühlender Zuhörer. Wer wäre dazu besser in der Lage, als ein Leidensgefährte, der ein ähnliches Schicksal zu durchleben hat. Der Psychoanalytiker Michael Balint, forderte vor allem für das Gespräch eine Atmosphäre, in der der Patient frei reden kann, d. h. anders ausgedrückt, eine Atmosphäre des Vertrauens zum Aufeinanderzugehen in gegenseitiger Achtung und Toleranz. Es bedeutet ebenfalls die Ermunterung, Gefühle offen zu zeigen, um dem Gegenüber Einblick in das persönliche Leben zu gewähren. Für ein derartiges Gespräch und eine solche Atmosphäre gibt es keine festen Regeln. Das offene Gespräch ist eine der wichtigsten Grundlagen für die Existenz aller Selbsthilfegruppen. Auf dieser Grundlage wachsen menschliche Beziehungen und darum wird auch von einem „Programm der Programmlosigkeit" gesprochen, das eine Fülle wechselseitiger, hilfreicher, therapeutischer Maßnahmen entfaltet. Der Mensch als Gruppenwesen, mit seiner natürlichen Sehnsucht nach Beziehungen, nach dem Angenommensein in der Gesellschaft, befindet sich mehr und mehr in der Isolation. Der

Mensch vereinsamt, eines seiner elementarsten Bedürfnisse bleibt in hohem Maße unbefriedigt. Vorschriften, bestimmte Ordnungen, insbesondere das bürokratische Prinzip: Nützlichkeit und Effektivität regeln unser gesellschaftliches Leben auf nahezu allen Ebenen weitaus mehr, als wir es uns eingestehen wollen. Menschliche Nähe und Zuwendung, Verständnis, Geborgenheit und Vertrauen bleiben auf der Strecke. Gerade wenn man den anderen Menschen am meisten braucht, ist niemand da, man ist zutiefst einsam ... wer kennt diese Situation nicht? Im Leben einer Selbsthilfegruppe gelten weder bürokratische Vorschriften noch starre Regelungen. Ein neues emotionales Empfinden befreit, ein Aufatmen findet statt, und es macht zu Beginn, weil es so ungewöhnlich ist, auch Angst. Schwache Menschen tun sich im Rahmen einer Selbsthilfegruppe in ihrer Ohnmacht zusammen, um Hoffnung zu geben und zu erleben – geht das überhaupt?

Michael Lukas Moeller sagt von den Selbsthilfegruppenmitgliedern, daß sie Co-Therapeut und Co-Patient in einer Person sind, allerdings mit der entscheidenden neuen Qualität dieses therapeutischen Verfahrens: Der Gruppenteilnehmer nimmt sich selbst zum Ziel der Veränderung, nicht den anderen.

Die Hausfrau Inge T., 52, berichtet: „Gäbe es die Selbsthilfegruppe nach Krebs nicht, ich wüßte überhaupt nicht, wie ich meine Probleme bewältigt hätte. Jetzt muß ich mich selbst verbessern ... endgültig bewältigen kann ich meine Krankheit gar nicht, das ist eine tägliche Arbeit mit Niederlagen und Fortschritten, eben eine Entwicklung, die ich in mir und mit mir selber erlebe. Ich wohne auf dem Lande und nach der Operation kam ich mir echt abgeschoben und sehr isoliert vor. Kein Arzt hatte mich auf eine Kur oder einen Sanatoriumsaufenthalt hingewiesen oder mir bestimmte Ratschläge für mein weiteres Leben mit auf den Weg gegeben. Die Nachfolgeuntersuchung in der Klinik hielt ich peinlich genau ein. Wegen Knochenmetastasen wurde ich einer Therapie mit männlichen Hormonen unterzogen, eine Chemotherapie kam nicht in Frage, weil mein Blutbild nicht in Ordnung ist. Über eine Bekannte erfuhr ich zum ersten Mal, daß es Selbsthilfegruppen gibt. Nun gehe ich bereits seit vier Jahren jeden Monat einmal zu diesen Treffen. Außerhalb der „Meetings“ sprechen oder telefonieren die Mitglieder untereinander, wenn z. B. ein Mitglied der Gruppe besondere Ängste oder Depressionen hat wegen eines neuen Untersuchungsergebnisses. Wir sind eine richtige Schicksalsgemeinschaft. Bei uns gibt es keine Phrasen, Mitleid ist unerwünscht, es kommt vor, daß wir miteinander leiden, aber das ist etwas ganz anderes. Wir verstehen uns und bestärken uns darin, durchzuhalten. Der Körper ist krank und die Seele kaputt, wenn der Krebs festgestellt wird. Heute kann ich sagen, meinem Körper geht es besser, weil meine Seele wieder lebt. Sie bäumt sich gegen die Krankheit auf und zieht „den Körper mit".

Ich habe an einigen Treffen von Selbsthilfegruppen nach Krebs teilgenommen und war überrascht, wie zuvorkommend, geduldig und herzlich die Mitglieder untereinander mit sich umgehen. Die Frauen legen Wert auf ihr äußeres Erscheinungsbild, eine von ihnen stellte Tulpen aus dem eigenen Garten in die Vase. Durch das weitgeöffnete Fenster drang Vogelgezwitscher in den besonnten Raum. Auf den ersten Blick kommt kein Außenstehender im entferntesten auf den Gedanken, daß sich hier Patientinnen mit oder nach einer schweren Krankheit treffen, die als „unheilbar" und „lebensbedrohend" angesehen wird. Mir wurde klar, daß menschliche Hilfe, wenn sie richtig verstanden wird, eine spürbare, aktive, innere Haltung voraussetzt. Beistand, Nähe, Wärme und das einfache „Da-sein" für den anderen Menschen erfordern eine von Herzen kommende Art, aufeinander zuzugehen. Wo – so fragte ich mich – wird diese wundervolle Möglichkeit in unserer Gesellschaft normalerweise praktiziert? In der Gruppe wird sie zur schlichten Selbstverständlichkeit für jedes Mitglied im Rahmen der persönlichen Gegebenheiten. „Mir ging in der Selbsthilfegruppe nach und nach auf", erzählt Marie-Luise W., 46, „wie ich in eine Verarbeitungs- und Bewältigungsstrategie hineingelotst wurde. Seit mir klar ist, daß ich auf meinen Körper hören muß, weil er die Wahrheit meines Zustandes kennt, erlebe ich die Krankheit, den Darmkrebs, auf einer vollkommen anderen Ebene. Körperliche Krisen sind Chancen grundlegender Veränderungen. Ich kannte zuvor mein eigenes Maß nicht, und bestimmte Warnsignale meines Körpers habe ich nie beachtet. Ich dachte immer, meine körperlichen Kräfte haben mir zu gehorchen, wenn ich sie abrufe und meine seeelischen Kräfte wurden durch diese

Einstellung ständig strapaziert. Ich nahm den Druck von außen über viele Jahre hinweg als Mutter und Ehefrau an, und überforderte mich ständig. Als ich während der Gruppenarbeit spürte, der Krebs ist meine Chance, mich zu ändern, fiel der Druck einfach von mir ab. Verkrampfungen lösten sich, und ich konnte und brauchte nicht mehr ewig und immer tüchtig zu sein. Gelassenheit stellte sich ein, und heute lächle ich über mein emsiges Treiben vergangener Jahre. Mein eigener Bewältigungsprozeß, angestoßen durch die Selbsthilfegruppe, wurde nicht nur für mich, sondern auch für meinen Mann wichtig. Er leidet seit einem Jahr an einem viel zu spät erkannten Bauchspeicheldrüsenkrebs. Wir erleben nach 25-jähriger Ehe unser beider schwerste Krise als wichtigste Chance für unsere Gemeinsamkeit. Wir sprechen heute über Probleme, denen wir geschickt aus dem Wege gingen. Unser neues Zusammengehörigkeitsgefühl läßt uns jeden Tag neu erleben. So eigenartig das klingen mag, unsere schwere Krankheit hat uns wieder zusammengeführt. Ich betrachte den Krebs darum nicht als ‚unheilbar' – er kann, im Gegenteil, richtig verarbeitet, kranke Seelen heilen."

Der Krebs zu zweit bedeutet für die beiden Ehepartner eine Gruppentherapie im kleinen Rahmen und eine Möglichkeit, sehr viel Leben neu zu spüren. Marie-Luise W. berichtet weiter: „Wir reden nicht von dem Leben morgen oder übermorgen, sondern wir halten es mit den Regeln der Anonymen Alkoholiker, die auch ihr Leben ganz bewußt im Jetzt und Heute sehen. Wir fürchten uns nicht und fühlen uns erstaunlich frei. Das Gefühl, frei zu sein von Zwängen durch die Umgebung, schenkt mir das Empfinden von Unversehrbarkeit. Ich bestimme mein Leben, nicht die anderen, ich setze die Prioritäten und suche mir aus, was wirklich wichtig ist. Durch die Arbeit in der Selbsthilfegruppe konnte ich mich weiterentwickeln. Sie machte mich zu einer gelassenen, nachdenklichen Frau, die heute ein erfüllteres Leben lebt."

In der Selbsthilfegruppe findet zwar eine intensive Auseinandersetzung mit der Krankheit statt. Jedoch wird diese nicht losgelöst vom psychischen Geschehen des Einzelnen betrachtet. Der Patient von Zimmer 52 mit dem Befund „Magenkarzinom" wird auf diese Weise zum Menschen, in seiner unverwechselbaren Indivudualität, zu einer Persönlichkeit eigener Prägung.

Der Krebs rückt sogar zeitweilig in den Hintergrund, die seelischen Belastungen und situationsbedingten Gegebenheiten erhalten ihr angemessenes Gewicht. Eine Patientin in der Gruppe drückte das folgendermaßen aus:

„Ich hatte über viele Jahre in mir Räume, die ich absolut verschlossen hielt. Jetzt spüre ich, wie sich eine Tür nach der anderen öffnet und in meinem Inneren alles wieder lebendig wird."

Ich möchte anregen und wünschen, daß möglichst viele Ärzte die Arbeit der Selbsthilfegruppen kennenlernen, um sich persönlich weiterzuentwickeln und Lernende der Kranken zu werden. Von der Bayerischen Krebsgesellschaft e. V. – sie besteht übrigens seit 59 Jahren – erfuhr ich, daß Ärzte einen großen Bogen um die Selbsthilfegruppen nach Krebs machen und zudem nicht einmal bereit sind, eine einzige Stunde zu opfern, um Auskünfte über sachbezogene Fragen zu erteilen, geschweige denn die Bereitschaft und Verantwortung verspüren, die Patienten außerhalb der Krankenhausatmosphäre zu erleben, und ihre vielschichtigen Probleme kennenzulernen. „Die Ärzte", resümiert eine Gruppenteilnehmerin bitter – „schnippeln einem doch nur auf und damit basta, wie es dann weitergeht, ist ihnen völlig egal." Auch hier gibt es positive Ansätze und beispielhafte Ausnahmen. Ein Onkologe, der nicht nur den Patienten, sondern auch den Menschen sieht, zieht aus seinen persönlichen Erfahrungen mit Selbsthilfegruppen den Schluß, daß es dringend notwendig wäre, den „Schutzkittel" und die „Maske" abzulegen und damit die Atmosphäre im Krankenhaus und draußen zwischen den Beteiligten zu verbessern. In den USA verfügen sehr viele Selbsthilfegruppen über ein Betreuerteam. Es besteht z. B. aus einem Arzt, einem Psychologen und einer männlichen oder weiblichen Person, die für bestimmte organisatorische Fragen der einzelnen Gruppe verantwortlich zeichnet. Vielleicht findet in dieser Konstellation bereits wieder zuviel Verwaltung oder ein gewisser Hang zur Perfektion statt, der so wohltuend in unseren Selbsthilfegruppen vermieden wird. Ich möchte anregen, daß sich möglichst viele Fachkräfte den Selbsthilfegruppen zur Verfügung stellen, wenn die Mitglieder den Wunsch äußern. Es wäre doch denkbar, daß sich Psychologen, Ärzte, Sozialarbeiter und Logopäden dazu bereit erklären. Das Aufeinanderzugehen bedarf immer eines Anstoßes, weil – in unserer betriebsamen Zeit – Spontaneität Seltenheitswert genießt. Wenn sie aber geschieht, wird unsere Welt zweifellos wieder ein wenig menschlicher und wärmer.

Die Selbsthilfegruppen werden absolut unterschätzt, wenn sie als „seelische Selbstversorgung" oder „Gehhilfe" der Betroffenen angesehen werden. Die „stille Revolution", deren Hauptanliegen darin besteht, Ängste zu überwinden, ist für jeden Menschen von Bedeutung. Der Gegenpol der Angst ist die Hoffnung – eine hoffnungsvolle, menschliche Beziehung baut überall Ängste ab, sie gibt jedem, der sie sucht, die Chance, Angst zu überwinden. Michael Lukas Moeller schreibt: „Die stärkste therapeutische Konsequenz der Hoffnung ist die Stärkung der Selbstheilungstendenzen. Sie sorgt für jene Energie, die in Zeiten der Enttäuschung, der Erfahrung von Angst und anderen negativen Gefühlen nötig ist, um dennoch weiterzumachen. Damit ist auch eine der wesentlichsten Kräfte für die Kontinuität der Gruppenarbeit, das heißt für das Durcharbeiten der Konflikte, geschaffen", und er fügt hinzu, „die Hoffnung bindet auch schließlich stärker an das therapeutische Ziel."

Wenn es gelingt, aus Hoffnungslosigkeit schrittweise Hoffnung zu erarbeiten, ist bereits ein guter Anfang gemacht. Die 50-jährige Ute L. sagt schlicht: „Meine Knochen- und Lebermetastasen habe ich mit meinem Überlebenswillen in ihrer Weiterentwicklung gestoppt, den ich in der Selbsthilfegruppe fand. Nach ärztlicher Voraussage, wäre ich schon seit mindestens zwei Jahren nicht mehr am Leben. Die Hoffnung ist kein Besitz. Sie braucht immer wieder Erneuerung. In der Selbsthilfegruppe finde ich mein eigenes Konzept, mit dem Krebs und mit meiner Seele umgehen zu können."

Anne-Marie Tausch hat herausgefunden, daß sich jeder zweite Patient mit Gruppenerfahrung beherzter in bezug auf seine eigenen Wünsche und Bedürfnisse den Ärzten und dem Pflegepersonal gegenüber verhält. Sie sagt, daß die Betroffenen endlich energischer und zielstrebiger mit ihren Anliegen herausrücken. Die anderen Gruppenmitglieder sind ihnen zum Vorbild geworden und ermuntern sie zu mehr Selbstvertrauen und Mut: „Früher kam ich nicht aus mir heraus. Ich glaube, dieses weiße Mäntelchen des Arztes hat so eine Atmosphäre geschaffen, daß man nicht widerspricht. Heute heißt es: Dann komme ich eben nicht wieder zu Ihnen, wenn ich keine genaue Auskunft kriege."

Helga M., 35, meint: „Jedes Fehlverhalten der Ärzte und die eigenen Unterlassungssünden werden in der Gruppe diskutiert. Ich behaupte, fünf kostbare Minuten des Arztes für den Krebspatienten in der Nachsorge sind ein Hohn – wir üben den Protest und Verhaltensweisen, den Arzt zum Zuhören zu bewegen."

Auf diese Weise wird ein neues Bewußtsein aus der Gruppe hinausgetragen. Die „stille Revolution" findet nicht nur hinter verschlossenen Türen statt. Dadurch kann u. a. die Krankenhausatmosphäre durch dringend notwendige Änderungen andere Perspektiven erfahren. Der Betroffene unterwirft sich nicht mehr stillschweigend seiner „Lage in der Waagrechten", sondern er versucht, etwas Sinnvolles für sich und die anderen zu tun, und damit seine Position entscheidend zu verbessern.

Anne-Marie Tausch meint: „Mein Eindruck war, Schwestern und Stationsärzte sehen ihre Patienten am liebsten im Bett, allzeit bereit, für die während des Tages entstehenden Behandlungen oder die oft zeitlich unbestimmte Visite, auf die sie manchmal bis zum Abend warten. Ich habe selbst nur mit großer Zähigkeit durchsetzen können, daß ich während meines Krankenhausaufenthaltes regelmäßig spazierengehen durfte. Täglich habe ich mich angezogen und bin mehrmals nach draußen gegangen. Im Zimmer habe ich mir einen kleinen Tisch als Schreibtisch eingerichtet, an dem ich Briefe schrieb. Es war mir wichtig, Tätigkeiten, die mir vor der Operation viel bedeutet hatten, auch im Krankenhaus lebendig zu erhalten." Sie fährt fort: „Dadurch ist mir die Zeit viel schneller vergangen und alles war nicht so schlimm wie sonst."

Die meisten Patienten werden durch die Arbeit in der Selbsthilfegruppe angeregt, ein erfüllteres Leben durch Aktivitäten auf den unterschiedlichsten Gebieten zu beginnen, und sich von Anpassungswilligkeit und Überdisziplin bewußt zu befreien. Die Lust, endlich einmal alleine zu verreisen, sich ein neues Kleid oder irgendeine andere Freude für den äußeren Menschen zu gönnen oder ein Abendstudium zu beginnen, wird geweckt. Manche Patienten erlernen ein Musikinstrument, sie zeichnen oder malen Bilder, sie versuchen, ihre Gefühle in

Worte zu kleiden. Oft ist zu hören: Den Wunsch dazu verspürte ich schon längst in mir, aber ich habe es nicht gewagt, oder ich hatte auch gar keine Zeit, wie ich glaubte, ihn in die Tat umzusetzen. Diese Neuorientierung oder Bewußtseinsbildung durch das Erleben der Krankheit, regt den Betroffenen zu einer Art von Eigeninventur an. Er fragt sich: Was will ich eigentlich – was ist der Sinn meines Lebens?

Nach und nach nehmen aufgrund dieser Überlegungen Bedürfnisse, Sehnsüchte und auch Träume Gestalt an, um das wertvolle, einmalige Dasein mit Leben zu füllen, und auf diese Weise Freude und Daseinsberechtigung zu empfinden, trotz und gerade wegen der Krankheit.

VIII

Was ist für die Angehörigen eines Krebspatienten wichtig?

„Ruf mich an, wenn Du mich brauchst, wenn nötig auch nachts, ich bin immer für Dich da", sagte der langjährige Freund von Margret T., 40. Sie spürte aus seinem Tonfall, daß sie dieses Angebot niemals annehmen würde, es war nicht ehrlich gemeint. Chronisch kranke Menschen entwickeln eine ganz besondere Sensibilität für falsche Töne, die dem gesunden Menschen unverständlich erscheinen.

Der lungenkrebskranke Walter K., 38, berichtet: „Früher hat es mir überhaupt nichts ausgemacht, auf meine Freundin eine Weile zu warten, im Gegenteil, ich genoß die Vorfreude. Heute machen mich schon 15 Minuten wahnsinnig, weil ich mir einrede, daß sie mich nicht mehr für wichtig hält oder andere Freunde bevorzugt. Ich reagiere gekränkt, eifersüchtig und aggressiv und mir nichts dir nichts haben wir einen massiven Krach und Tränen."

Wie kann ein kranker Mensch – oftmals in Angst und Depressionen – ausdrücken, was er „braucht"? Meistens weiß er es ja selber nicht, sonst könnte er sich weitgehend alleine helfen. Die alte Redewendung von den Freunden in der Not, die man mit der Lupe suchen kann, wird sehr häufig zur bitteren Realität für den Menschen in seiner ganz persönlichen Krise. Verbittert zieht er sich zurück, weil er sich selber, neben aller Not, als unerträglich empfindet und Schuldgefühle entwickelt. Der Erkrankte, der Sensible, benötigt Behutsamkeit und vor allem die Achtung seiner nächsten Umgebung. Diese kann aber nur auf Dauer in hilfreicher Weise reagieren und agieren, wenn eine möglichst normale Akzeptanz der neuen Situation geschieht.

Übergroße Sorge, das Besitzergreifen, Besserwissen, das über den anderen bestimmen, sind ebenso unangebracht, wie Nichtachtung und eine gewisse Gleichgültigkeit.

„Seit ich aus der Klinik entlassen wurde, läßt mich meine Frau keine Stunde des Tages aus den Augen", klagt der 52-jährige Büroangestellte Arthur M. „Sie bestimmt, was ich zu tun und zu lassen habe, und außerdem höre ich aus ihren Worten heraus, was sie alles für mich tut und worauf sie um meintwillen verzichtet."

Brigitte S., 37, sagt: „Mein Mann will nicht, daß die Kinder die Wahrheit über meine Krankheit erfahren – alles soll so sein, wie bisher, damit sie keinen Schaden nehmen. Auch unsere Bekannten und Freunde wissen kein Sterbenswort, weil mein Mann Nachteile im Beruf vermutet . . . er braucht schließlich eine gesunde Frau. Mein Mann hat mir eine Haushaltshilfe beschafft, wenn ich aber trotzdem verzweifelt bin und meine Kräfte versagen, bekomme ich von ihm zu hören: ‚Stell Dich doch bitte nicht so an, der Arzt hat schließlich versichert, daß der Krebs völlig beseitigt ist –, also, Kopf hoch'."

Die Beispiele zeigen die Variationsbreite des Spielraumes auf, in dem sich die Wirklichkeit eines empfindsamen Kranken im Familienkreis abspielt. In den allermeisten Fällen tragen die Angehörigen und Freunde eines chronisch Kranken eine Art von Dauerstreß mit sich herum. Es gibt aber auch Patienten, die ihre Situation ausnutzen, um den Ehepartner, ihre Kinder und andere Angehörige fest an sich zu binden, und ihnen jeden notwendigen Freiraum nehmen. Sie reagieren egozentriert-beleidigt, wenn das Leben weitergeht, wenn sie sich zu Zeiten selbst überlassen sind, und sich nicht weiterhin das ganze Famlilienleben ständig um ihre Person dreht.

Angela K., 43, erzählt: „Nach meiner Operation, ich war damals 39 und mein Mann 43 Jahre alt, nahm er Urlaub und betreute mich fürsorglich. Als mein Mann wieder arbeiten mußte, sollte seine Mutter zu uns ziehen, um mir zur Seite zu stehen. Das habe ich rundheraus abgelehnt, weil ich mich nur weiterhin krank und hilflos gefühlt hätte. Mir geht es natürlich nicht immer gut, aber ich komme schon zurecht. Jetzt haben mein Mann und ich ein Zeichen verabredet, das heißt: ‚Ich brauche Dich, ich bin bekümmert, ich muß mit Dir reden.' Es klappt einfach ohne vorwurfsvollen Blick. Ich lege ein weißes Taschentuch an einen bestimmten Platz. Unsere ‚weiße Fahne', wie wir sie nennen, zeigt auf: Ich kapituliere wieder einmal, es geht mir nicht gut. Wir reden dann und finden Lösungen. Vor allem braucht mein Mann nicht ständig zu erraten, bin ich nötig oder will sie gerade keine gezielte Anteilnahme."

Angehörige von Krebspatienten sind ständig der Belastung plötzlich auftretender Stimmungsschwankungen unterworfen. Ein Ehemann erzählt: „Ich liebe meine Frau. Ich freue mich und unterstütze sie, wenn es ihr gut geht. Ich rate ihr nicht ab: ‚Das wird Dir zuviel oder so ...‘ Neulich äußerte meine Frau den Wunsch, Gäste zum Abendessen einzuladen. Sie kaufte ein, kochte, traf alle Vorbereitungen. Zwei Stunden bevor die Party stattfinden sollte, fand ich meine Frau aufgelöst in der Küche, sie schluchzte bitterlich: ‚Ich schaffe es nicht, ich bin total fertig, sage schleunigst allen ab ...‘ Daraufhin habe ich sie erst einmal in die Arme genommen und ihr gesagt, daß ich es phantastisch finde, was sie alles gekocht hat. Wir haben den Abend gemeinsam über die Runden gebracht, es gab übrigens kein perfektes Menü, aber die Gäste fühlten sich sehr wohl und meine Frau und ich auch.“

Ich denke, daß neben Achtung und Akzeptanz vor allem der liebevolle Beistand, Lob, Anerkennung und Ermunterung für die kleinsten Fortschritte des Kranken gehören. Weitaus mehr, wie z. B. im Krankenhaus, wo es häufig heißt: „Das geht ja schon recht gut ...“ oder „Das haben ‚wir‘ doch ganz prima hingekriegt.“

Der krebskranke Angehörige benötigt die Stützung seiner Selbstwertgefühle in ehrlicher Weise. Diese sind immer zu Beginn der Krankheit auf den Nullpunkt angelangt. Liebe ist die beste Therapie und die Geduld ihr ehrlichster Partner. Geduld zu haben, muß allerdings in den meisten Fällen vollständig neu erlernt werden. Es handelt sich um eine menschliche Eigenschaft, die in unserer schnellebigen Zeit fast verlorenging. Geduld wächst aus der Liebe. Sie ist in der Lage, den kranken Menschen wertfrei zu achten und ihm dabei zu helfen, sich wieder anzunehmen, die Krankheit zu akzeptieren. Wer als Angehöriger in seinem sozialen Umfeld selbst wenig Ermunterung erfährt, vom Berufs- und Alltagsstreß geplagt ist, und die Wirkung eines Lobes zur rechten Zeit nicht kennenlernt, tut sich verständlicherweise schwer weiterzugeben, was er nicht besitzt. Der Kranke sollte sich diese Wirklichkeit – soweit es ihm möglich ist – vor Augen führen, und seine Erwartungen nicht zu hoch ansetzen. Er wird auf diese Weise vor bitteren Enttäuschungen und zusätzlichen seelischen Tiefs bewahrt. Für Angehörige, die den richtigen Umgang mit ihrem kranken Familienmitglied erlernen möchten, ist das offene Gespräch ein wichtiger Brückenschlag.

Heute leben die Menschen oft hautnah und dennoch sprachlos nebeneinander her. Ein kurzes, gewohnheitsmäßiges: Wie geht es?, könnte allein schon eine menschliche Aufwertung erfahren, wenn es hieße: „Wie geht es Dir heute wirklich?" Versuchen Sie es einmal. Das Erstaunen wird groß sein, und Sie werden vermutlich mehr zu hören bekommen, als die übliche Antwort: „Es geht" – oder: „Es geht ganz gut". Sprechen Sie geduldig und freundlich mit dem Kranken. Bemühen Sie sich, eine Ungerechtigkeit einfach zu übersehen und zu vergessen, auch wenn es nicht immer leicht fällt. Sagen Sie sich, oder besser fragen Sie sich ehrlich: Wie reagierte ich unter bohrenden Schmerzen, unter Bedrohung und Angst – war ich gerecht, ausgeglichen oder sogar liebevoll?

Der kranke Mensch will bewußt oder unbewußt aus seinem Stimmungstief herausfinden und nicht Sie persönlich verletzen. Die Aggression richtet sich vielmehr gegen die eigene Person, angesichts der vermeintlichen Ausweglosigkeit. Oft bedarf es überhaupt keiner Worte von Ihrer Seite. Eine zärtliche Geste, ein Streicheln der Wange, der Hand, des Haars, ein aufmunterndes Lächeln oder ein paar Blumen zeigen ihrem kranken Angehörigen, daß Sie ihn mögen, so wie er gerade ist.

Kürzlich erlebte ich einen Ehemann, der mit unglaublicher Zartheit seiner Frau über den Kopf strich, auf dem nach Bestrahlung und Chemotherapie das erste spärliche Haar wuchs. Ihr Lächeln und das Leuchten ihrer Augen machten ihr Gesicht wunderschön, es fiel kein Wort, die beiden Menschen umgab Harmonie und sehr viel Liebe.

Der Begriff Zärtlichkeit beinhaltet das kleine Wort „zart". Der zarte, zärtliche Umgang mit jedem Menschen, insbesondere mit dem Kranken, kann eine Art von Zauberstab sein, den Sie in Händen halten, dessen Wirkung sich niemand so leicht entziehen kann. Wir alle sehnen uns nach Zärtlichkeit. Einer der hingebungsvollsten, beglückendsten Möglichkeiten menschlichen Miteinanders, die wir uns viel zu selten schenken. Ein weinendes Kind findet Trost in den Armen der Mutter und spürt Wärme und Nähe und vor allen Dingen Geborgenheit. In uns allen bleibt dieser Wunsch ein Leben lang erhalten. Wie oft verwechseln wir diese Zärtlichkeit mit einer anderen Tröstung, z. B. durch ein Bonbon, ein Eis oder mit dem vielsagenden Versprechen: „Wenn Du aufhörst zu weinen, dann . . .“

Zärtlichkeit, Hautkontakt, körperliche Nähe, haben wir nicht alle vielzu wenig davon? Gibt es etwa die weitverbreitete Befangenheit, auf Mißverständnisse zu stoßen oder zu glauben, albern oder kindisch zu sein?

Elisabeth F., 44, berichtet: „In unserer Ehe spielte die Sexualität eine große Rolle. Wir waren beide noch jung, als ich krebskrank wurde. Für meinen Mann war das eine große Schwierigkeit. Wir haben offen über unser Problem gesprochen. Wir lernten uns zärtlich zu streicheln, uns einfach in die Arme zu nehmen und nur so miteinander einzuschlafen.“

Anne-Marie Tausch spricht von den „seelischen Klopfzeichen“, die das Bedürfnis nach Zärtlichkeit und Zuwendung ausdrücken, die oftmals beim Kranken so leise geworden sind, daß sie ohne Antennen überhaupt nicht mehr aufgefangen werden können. „Bei einigen verstummen diese seelischen Klopfzeichen ganz und das große Schweigen bricht aus. Dieses Verstummen ist oft das Ergebnis eines Entwicklungsprozesses, in dem ihre Versuche, sich mitzuteilen, mißverstanden oder überhaupt nicht wahrgenommen werden.“ Einfühlsamkeit und liebevolle Zuwendung können neue Wege weisen, die nicht allein den kranken Angehörigen, sondern der mitbetroffenen Familie helfen, sich weiterzuentwickeln und eingefahrene Bahnen zu verlassen, die dann beglückende Auswirkungen auf alle Beteiligten haben. Für den Kranken in Ihrer Mitte erweist sich eine harmonische Umgebung als das beste Heilklima. Schenken Sie ihm diese in Ihren Möglichkeiten, und Sie werden selber glücklich feststellen, wie gut es tut, sich z. B. nicht mehr über jede Kleinigkeit aufzuregen. Harmonie heißt nun keinesfalls: Verdrängung der Probleme – ganz im Gegenteil. Sie bietet die Voraussetzungen und den fruchtbaren Boden dafür, Schwierigkeiten offen zu besprechen. Harmonie schenkt Geborgenheit, Gelassenheit und Vertrauen. Es geschieht die notwendige Öffnung zum anderen und menschliche Kälte, Unnahbarkeit, Befangenheit, Gefühle der Minderwertigkeit und Hilflosigkeit, können langsam abgebaut werden. Praktische Hilfen erhalten, in guter harmonischer Stimmung und Umgebung, eine veränderte Wertigkeit. Sie werden vom Kranken als weniger belastend empfunden, ein Dankeschön fällt leichter, die Familienmitglieder kommen mehr und mehr aus ihrer Streßlage heraus, und Entspannung schafft das bessere Heilklima füreinander. Auf diese Weise können Sie Ihren kranken Angehörigen getrost in der harmosch-liebevollen Atmosphäre vorübergehend alleine lassen. Hinterlassen Sie eine Telefonnummer, wo Sie eventuell zu erreichen sind. Der Kranke darf und muß allein bleiben können, aber er sollte sich niemals verlassen fühlen.

Begleiten Sie Ihren kranken Angehörigen zu den notwendigen Untersuchungen, reden Sie gemeinsam mit dem behandelnden Arzt. Planen und realisieren Sie mit dem Kranken, je nach seinem Befinden, Unternehmungen, die ihm Freude bereiten, wie z. B. ein Theater- oder Kinobesuch, eine Reise oder sportliche Aktivitäten. Laden Sie Menschen zu sich ein, die Ihr kranker Angehöriger mag oder fordern Sie diese, wenn sie selbst nicht darauf kommen, auf, anzurufen oder einen Brief zu schreiben. Ihr kranker Angehöriger reagiert dankbar, wenn er spürt, daß man an ihn denkt, daß er mit guten Wünschen bedacht wird. Sie werden selber herausfinden, was Ihrem Patienten Freude bereitet. Eines ist aber sicher: Er benötigt Anregungen, um mit Ihrer oder anderer Hilfestellung und aus eigenen Kräften den lähmenden Stillstand zu überwinden. Entdecken Sie ein Hobby, das Sie gemeinsam ausüben, das ablenkt und zu neuen Ideen verhilft. Ziehen Sie eventuell in Erwägung, gemeinsam in eine Selbsthilfegruppe zu gehen. Die Gespräche dort und späterhin zu zweit Zuhause geben Anstöße, das Heilklima in den vier Wänden zu verbessern.

Unterstützen Sie Ihren kranken Angehörigen in seinen Plänen, aktiv in den Alltag zurückzufinden. Nehmen Sie Anteil an seinen beruflichen Plänen und Bemühungen. Nicht Sie stehen im Mittelpunkt, sondern er und nehmen Sie ihm nicht den Mut, indem Sie zu ihm sagen: „Das wird Dir doch zuviel, das schaffst Du noch nicht." Jede Bevormundung in dieser Form, und sei sie noch so gut und vorausschauend gemeint, verunsichert den Kranken und wirft ihn zurück. Im übrigen weiß er in den meisten Fällen am besten, was er sich zumuten kann, wenn er unverkrampft und in einer offenen und entspannten Atmosphäre lernt, auf die Signale seines Körpers zu hören. Er muß sich nicht anders geben, als er gerade empfindet. Reagieren Sie darum nicht beleidigt, wenn ein gutgemeinter Rat Ihrerseits nicht auf fruchtbaren Boden fällt. Ihre Einfühlsamkeit zeigt Ihnen auch, in welcher Weise Sie auf den Kranken eingehen müssen, wo Ihr Beistand wichtig ist und in welcher Weise das Loslassen in sein Eigenleben mit dem Krebs angebracht erscheint.

Wenn Sie als Angehöriger des Krebskranken spüren, daß auch Sie hilfebedürftig sind, empfinden Sie es als wohltuend, wenn Freunde und andere Familienmitglieder nicht nur mit dem Kranken, sondern auch mit Ihnen fühlen, sich nicht allein nach seinem, sondern auch nach Ihrem Befinden erkundigen. Wenn Sie durch den Beruf und die Betreuung überlastet sind, wird praktische Hilfe für Sie wichtig. Sprechen Sie Ihre Wünsche offen aus, wenn Sie ein ehrliches Angebot erhalten. Bewahren Sie sich darum Ihren Freundeskreis, auch wenn, bedingt durch die Krankheit, dieser oder jener abspringt, weil Sie weniger Zeit aufbringen können. Auch Sie benötigen Ihr Klima der Entspannung und der Ablenkung, um neue Kräfte zu tanken, um sich selbst nicht einer gefährlichen Situation auszusetzen, die Ihre Bereitschaft zur Ausbildung einer Krankheit begünstigt.

Ich möchte Sie keinesfalls erschrecken, aber meiner Erfahrung nach erkranken Ehepartner oder betreuende Familienangehörige öfter an Krebs, nicht weil sie sich etwa anstecken, sondern weil der aufopfernde Umgang mit dem Kranken, die Überforderung und der ständige Streß die eigenen Abwehrkräfte zum Erlahmen bringen. Ihr natürlicher Selbsterhaltungstrieb sollte Sie dazu veranlassen, Pausen einzulegen, die Sie auch ohne Schuldgefühle nutzen müssen. Ihr kranker Angehöriger braucht Sie als leistungsfähigen und seelisch starken Begleiter und Beschützer. Sagen Sie ihm darum liebevoll und im geeigneten Moment: „Ich brauche auch meine Erholung, um wieder entspannt und frisch und mit neuen Kräften an deiner Seite zu stehen."

Betroffene Angehörige können ihre verständnisvollen Ansprechpartner z. B. im Kreise derer finden, die ein ähnliches Schicksal zu tragen haben. Warum sollten sich nicht die Ehemänner der Patientinnen treffen, die regelmäßig in eine Selbsthilfegruppe nach Krebs gehen, um ihre vielschichtigen Erfahrungen und Sorgen auszutauschen? Zumindest wäre es gut, einen oder zwei der Betreuenden in gleicher Lage kennenzulernen, um sich gegenseitig in vieler Weise hilfreich zur Seite zu stehen. Natürlich kann das auch umgekehrt der Fall sein. Ich gebe diese Anregung ganz bewußt, weil bei Männern die Hemmschwelle anscheinend erstaunlich groß ist. Wie wäre sonst zu erklären, daß sich in der Bayerischen Krebsgesellschaft e. V. nur Frauen in den verschiedenen Selbsthilfegruppen finden, aber kein einziger Mann diesen Weg sucht? Anne-Marie Tausch berichtet von Angehörigen-Gesprächsgruppen, die sich erleichtert und dankbar äußerten, wenn sie sich ihren Schmerz von der Seele geredet hatten. Für viele Angehörige bedeutet die bange, stumme oder ausgesproche Frage: Wie lange habe ich meinen Mann, meine Frau oder mein Kind noch? eine zusätzliche, schwere Belastung.

Niemand kann darauf eine Antwort geben, kein Arzt und kein Mensch. Dr. Karl Pfeil/Bischofswiesen, ein Arzt, der auf eine nahezu 40-jährige Tätigkeit und einen reichen Erfahrungsschatz zurückblicken kann, resümiert: „Wir machen uns zu Halbgöttern, wenn wir Ärzte nur annähernd den Zeitpunkt des zu erwartenden Todes vorauszusagen wagen. Auch wenn dieser so gut wie sicher anzunehmen ist, es geschieht immer wieder Erstaunliches und Überraschendes. Ich halte es darum für unangebracht, wenn ein Angehöriger vom Arzt erfährt: Der Patient hat noch zwei, drei oder vier Monate zu leben. Es geht auch anders ... Wenn ein Arzt, der um eine derartige Auskunft gebeten wird, sagt: Die Lebensspanne ist nach ärztlichem Ermessen nicht mehr allzu lange, das wäre eine gute Antwort, aber keineswegs die Vorgabe von Wochen, Monaten oder Jahren."

Die Ehefrau eines sehr ernst erkrankten Krebspatienten berichtete: „Der Arzt hat meinem Mann nur noch knapp zwei Monate gegeben, jetzt kommt es darauf an, mit ihm gemeinsam die letzten Dinge offen zu besprechen, und alles zu regeln. Mein Mann ist erstaunlich gefaßt und tapfer." Die Betreffende merkt aber nicht, daß ihr Mann nach der Eröffnung des Arztes seinen letzten Überlebenswillen aufgegeben hat.

Drängen Sie als Angehöriger den Arzt nicht, Ihnen die noch verbleibende Lebensspanne Ihres Patienten zu sagen. Dr. H.

Merkl/Bad Trissl, sagt in diesem Zusammenhang: „Ich werde in diesen Fällen, offen gestanden, zum ‚Handlanger der Angst'. Natürlich ist eine Auseinandersetzung mit dem Tode sowohl für den Patienten, für die nächsten Angehörigen, als auch für jeden Gesunden bedeutsam. Diese ist aber so individuell, wie die Menschen selbst." Dr. H. Merkl erklärt weiter: „Aus meinen Erfahrungen ist die Angst vor dem Sterben, insbesondere vor dem Schmerz, nicht so sehr vor dem Tod als solchem spürbar. Die Angehörigen fühlen sich durch die Situation des nahenden Sterbens bewußt oder unbewußt seelisch überfordert. Sie möchten meiner Meinung nach ihre eigene Angst verkürzen. Ich gebe darum dem Drängen der Angehörigen nicht nach und lehne es ab, irgend etwas in dieser Richtung zu unternehmen. Ein Arzt ist auch nur ein Mensch. Ich kann mich irren und vor diesem Irrtum habe ich – seit ich Arzt bin – Angst."

Es gibt keine festen Regeln darüber, ob und wie Sie als Angehöriger mit Ihrem Patienten über das mögliche Sterben sprechen oder ob Sie die Problematik verdrängen. Sie kennen die jüngsten Diskussionen über das „würdige Sterben" und die Berichte in der Presse und im Fernsehen über „aktive Sterbehilfe" und den „Tod auf Verlangen" in ausweglosen Situationen des Krebskranken ohne Lebenswillen. Dazu gibt es die unterschiedlichsten Meinungen, die an dieser Stelle nicht ausführlich erörtert werden können. Eine Reihe von Ärzten, die ich zu diesem Thema befragte, antwortete mir sinngemäß: Was hat das Sterben mit der Öffentlichkeit zu tun, warum muß darüber ein Flilm gezeigt werden? Ein von Verantwortung und Menschlichkeit getragener Arzt wird in eigenem Ermessen – mit einem oder mehreren Kollegen im Austausch – immer danach trachten, dem leidenden Patienten ein würdiges Sterben zu ermöglichen, und das Leben nicht durch zusätzliche Qualen und Hilfen der hochtechnisierten, apparativen Medizin verlängern. Es wird in den Medien sehr häufig von menschenunwürdigen Methoden der Verlängerung des Lebens oder der Lebenserhaltung auf Kranken- und Intensivstationen berichtet, die dem Bürger oft eiskalte Schauer über den Rücken jagen. Der Arzt ist kein Herr über Leben und Tod. Er ist dazu verpflichtet, Leben zu erhalten, und dem Patienten in den Stunden des Sterbens zu helfen. Eine Reihe von Ärzten hat mir in ausführlichen Gesprächen erklärt, daß sie jede spektakuläre Art von Sterbehilfe ablehnen und dagegen eine Reihe von Maßnahmen kennen und anwenden, die ein unnötiges, menschenunwürdiges Leiden verhindern, indem die Lebensverlängerung „unter allen Umständen" unterlassen wird.

Sie als Angehöriger des krebskranken Mitgliedes der Familie kennen vielleicht dessen Einstellung und die persönlichen Wünsche in bezug auf das Sterben. Nicht Ihre Angst vor der seelischen Belastung durch ein eventuelles, langwieriges Sterben des geliebten Menschen hat Vorrang, so sehr das auch menschlich verständlich ist, der Patient sollte entscheiden, was unbedingt für ihn getan und – was unter bestimmten Umständen und Voraussetzungen – in der Therapie unterlassen werden sollte. Die „Humanistische Union" in der Bundesrepublik Deutschland hat für den schwerkranken Menschen eine aussagefähige Verfügung erarbeitet, die ich Ihnen in vollem Text weitergeben möchte. Sie fordert keine aktive Sterbehilfe, etwa durch das Injizieren oder die Verabreichung von tödlichen Giften, noch eine andere, für den Arzt nicht zu verantwortende Handlungsweise. Diese Patientenverfügung unterstützt auch nicht die Selbsttötung, indem sie den behandelnden Arzt dazu auffordert, z. B. eine Spritze anzusetzen und der Patient vollzieht selbst die Injektion. Beide Möglichkeiten gelten, vom juristischen Standpunkt aus betrachtet, als aktive Sterbehilfe. Sie bergen nicht nur aus rechtlichen und ärztlichen, sondern auch aus mitmenschlichen Erwägungen eine Fülle schwerwiegender Probleme in sich.

So wäre z. B. denkbar, daß Angehörige nicht nur unter dem Aspekt, ihrem todkranken Familienmitglied Qualen zu ersparen, den Arzt bedrängen und ihn um Hilfe bitten, sondern – wie es die bekannte Ärztin und Fernsehjournalistin Dr. Antje Schaeffer-Kühnemann formulierte – daß sie „früher das Erbe antreten" möchten.

Mißbrauch und Willkür wären unter Umständen Tür und Tor geöffnet und eine „Abtreibung" unter Alten, Kranken und Todgeweihten könnte die Folge sein.

Die Euthanasie, der sanfte, gute Erlösungstod, besitzt in unserem Volk noch immer einen sehr bitteren Beigeschmack. Jedes ärztliche Handeln, das auch nur im entferntesten mit der schwärzesten Zeit deutscher Vergangenheit in Verbindung zu bringen wäre, könnte Assoziationen über die bekannten Begriffe „Lebenswertes" und „Lebensunwertes" heraufbeschwören.

Der Grat ist äußerst schmal und die Diskussion wird verständlicherweise kontrovers und emotionell geführt. Die Verurteilung einiger, von der Medizintechnik besessener Ärzte, findet mit Sicherheit zu Recht statt. Es darf bei allen Auseinandersetzungen nicht vergessen werden, daß es in der Überzahl menschliche und verantwortungsbewußte Ärzte gibt, die die Wünsche ihres Patienten – respektvoll und in Achtung vor dem Leben – in ihre Therapiepläne einbeziehen.

Es wäre außerdem für betroffene Angehörige und für einen jeden von uns die Diskussion über die Sterbehilfe und den sanften Tod, den wir uns schließlich alle wünschen, unnötig, wenn Beistand, menschliche Nähe und Wärme einen ihnen gemäßen Stellenwert in unserer Gesellschaft besäßen. Wir haben vielfach verlernt, oder wir sind zu wenig darin geübt, menschlich miteinander umzugehen. Dr. Petra-B. Muschanek/Hann-Münden, schreibt zu dieser Situation: „Sterbehilfe ist nicht allein eine Sache des Gesetzgebers oder gar der Ärzteschaft. Ein humaneres Miteinanderumgehen und eine offene Auseinandersetzung mit unserer eigenen Sterblichkeit, würde Sterbehilfe zu einer Selbstverständlichkeit werden lassen."

IX

Probleme des Menschen mit künstlichem Darmausgang

In der Bundesrepublik Deutschland leben ca. 80–90.000 Stomaträger. Ihnen wurde ein Stück des Darmes entfernt und gleichzeitig ein vorübergehender oder endgültiger Ausgang operativ geschaffen. Patienten, die sich mit dieser Situation auseinandersetzen müssen, empfinden sich häufig in einer Tabu-Zone, denn über das „Allzumenschliche" spricht man nicht, zumindest sehr ungern. Neben Leid und Angst führt dieser Zustand vielfach zu Vereinsamung. Die Notdurft entleert sich in einen Beutel, Geruchsbelästigung, bestimmte Nahrungsbeschränkungen und sichtbare Beeinträchtigungen, so denkt man unwillkürlich, sind mit der sogenannten „Kolostomie" verbunden. Der griechische Begriff „Kolostomie" bedeutet: Öffnung für den Dickdarm schneiden. Der künstliche Ausgang wird lateinisch als „Anus praeter" und griechisch als „Stoma" bezeichnet. Allgemein wird von den Betroffenen als „Stomaträger" gesprochen. Im Jahre 1972 wurde für diese Patientengruppe die „Ilco" gegründet. Es handelt sich um eine Hilfsorganisation, die in allen großen Städten Selbsthilfegruppen unterhält, die praxisnah und rührig arbeitet. Die Ilco hat sich zur Aufgabe gemacht, möglichst jeden Betroffenen auf dem Weg zurück in den Alltag zu begleiten. Die Selbsthilfeorganisation fördert die Widereingliederung in das gesellschaftliche und berufliche Leben. Außerdem gibt sie eine Zeitschrift mit vielfältigen, wertvollen Informationen – die „Ilco-Praxis" – heraus. In großen Städten gibt es Anus-praeter-Sprechstunden, die der Betroffene aufsucht, wenn der Hausarzt eine Überweisung ausstellt. Informationslücken bei dieser Krankheit sind unübersehbar. Die Not bei vielen Patienten groß, sich mit der neuen Wirklichkeit abzufinden. Durch den operativen Eingriff verliert der Patient den After, einen Schließmuskel, der die Kontrolle über die Darmentleerung übernimmt. Der Darmausgang wird in die Bauchdecke verlegt, eine körpereigene Steuerung kann nicht mehr stattfinden. Von entscheidender Bedeutung für das weitere Leben der Patienten sind die ehrliche Aufklärung vor der Operation, deren technisch-perfekte Ausführung und die Erklärung der Hilfsmittel, die dem Stomaträger hinterher zur Verfügung stehen. Auf diese Weise können Schock und Verwirrung in Grenzen gehalten werden. Bereits im Krankenhaus sollte das Pflegepersonal die ersten Übungen mit dem Patienten durchführen. Das heißt, den Beutel zu versorgen, zu ersetzen, die Haut sachgemäß zu pflegen. Außerdem ist der seelische Beistand außerordentlich wichtig. In dieser Hinsicht gibt es noch eine Menge nachzuholen. Es ist häufig erschütternd zu hören, was Patienten über ihre Erstversorgung in der Klinik berichten, die lediglich mit einigen Lagen Zellstoff vorgenommen wird. Die Medizintechnik hat für den Stomaträger eine Reihe von Erleichterungen entwickelt, die der Situation ihren Schrekken nehmen können. Der Klebebeutel hat die als „Pelotte" bekannte Versorgung abgelöst, obwohl letztere manchmal noch Verwendung findet, weil sie preiswert und leichter handzuhaben ist. Sie gilt als unsicher, weil sie Geruchsbelästigungen nicht völlig ausschließt. Mit der modernen Klebebeuteltechnik kann sich der Patient nahezu ungehindert bewegen und sie ist dicht und zuverlässig. Für ältere und vor allen Dingen die Menschen mit einer dicken Bauchdecke, ergeben sich oft Schwierigkeiten, weil sie mit dem Anbringen des Klebebeutels nicht klarkommen. Hautentzündungen werden bei unsachgemäßer Handhabung des Klebebeutels beobachtet. Der künstliche Ausgang muß sorgfältig und regelmäßig gereinigt werden. Das peinlich genaue Abtrocknen der ihn umgebenden Haut ist außerordentlich wichtig, um ein Wundwerden zu vermeiden. Zur Abhärtung der Haut werden bestimmte Lösungen angeboten, und Hautunebenheiten oder Narben sind mit Karaya-Ringen auszugleichen. Die Beutelöffnung muß dem künstlichen Ausgang optimal angeglichen sein. Sollten sich trotz aller Umsicht Ekzeme bilden, können Eichenrinde-Auflagen und Kara- sowie Stomahesive helfen. Ärzte raten, den künstlichen Ausgang, wann immer möglich, der frischen Luft auszusetzen. Der Betroffene sollte seiner Ernährung Aufmerksamkeit schenken. Es läßt sich in dieser Situation mit besserer Qualität leben, wenn auf Kohlsorten aller Art, Zwiebeln, Hülsenfrüchte, Spinat, scharf gebratenes Fleisch, frisches Brot und rohes Obst und Gemüse verzichtet wird. Sie beeinflussen die Verdauungs- und Darmtätigkeit ungünstig. Es gibt Stomaträger, die auf Milchprodukte verzichten oder gebratene Eier nicht vertragen, im Grunde genommen, sind die Reaktionen individuell verschieden. Nach einer gewissen Gewöhnungsphase weiß der Betroffene, welche Nahrungsmittel er bevorzugen sollte und welche er im Sinne seines Wohlbefindens vom Speisezettel streichen muß. Ihr Arzt, das Sanitätshaus, Ihr Apotheker und nicht zuletzt die Ilco stehen Ihnen mit Rat und Tat zur Seite. Keine Gruppe von Krebskranken besitzt in den eigenen Reihen eine derartig große Zahl von Betroffenen, die sich um die Verbesserung der Lebensumstände bzw. um die Weiterentwicklung der technischen Hilfsmittel so intensiv bemüht, und mit zuständigen Firmen zusammenarbeiten, um Neues auszuprobieren, in die Praxis umzusetzen und den Patienten an die Hand zu geben. Eine weitere Möglichkeit, mit dem künstlichen Ausgang leben zu können, bietet die „Darmspülung". Sie findet bei Patienten Anwendung, die lediglich den Mastdarm durch die Operation verloren. Die Darmspülung mit Hilfe eines Irrigations-Sets sollte zu bestimmter Zeit, entweder am Morgen oder Abend, im Abstand von zwei Tagen, durchgeführt werden. Die peinlich genaue Einhaltung der Darmreinigung ist für die reibungslose Darmtätigkeit notwendig. Ein halber bis ein dreiviertel Liter Wasser geben dem Darm das notwendige Zeichen für die Entleerung. Der Betroffene benötigt Zeit für die wahrscheinlich idealste Lösung des Problems. Der Darm bleibt nach einer Spülung ca. 24–48 Stunden frei und Sie benötigen lediglich eine Verschlußkappe für den künstlichen Ausgang. Eine weitere Möglichkeit besteht darin, mit Hilfe eines Magnetringes und einem Verschlußdeckel den Darm an regelmäßige Entleerungen zu gewöhnen. Der Magnetring kann bis zu 24 Stunden getragen werden. Es entstehen bei dieser Methode aber immer wieder Schwierigkeiten, so daß ein Stomapatient, der sich für diese Möglichkeit entschied, eine genaue Aufklärung des Arztes benötigt. Nach allen Schwierigkeiten der Anfangsphase, stellt der Betroffene nach einer gewissen Zeit fest, daß er sein normales Leben wieder aufnehmen kann. Sagen Sie sich, daß nichts ekelhaft, sondern absolut natürlich ist und daß Sie als Stoma-Träger, der zu peinlichster Sauberkeit verpflichtet ist, dem oft unappetitlichen Gesunden einiges voraus haben. Sie sollten ohne Hemmungen am gesellschaftlichen Leben teilhaben und für eine weitere Berufstätigkeit gibt es – bis auf einige Ausnahmen, z. B. schwere körperliche Arbeit – keine direkten Hinderungsgründe. Ob der Betroffene über seine Behinderung redet, muß er allein entscheiden. Im Kreise der Berufskollegen benötigt er vielleicht eine Erklärung, weshalb er sich manchmal länger auf der Toilette aufhält. Offenheit ist allerdings notwendig, wenn der Betroffene eine partnerschaftliche Bindung anstrebt. Wie sage ich „es", wird mit Sicherheit Schwierigkeiten bereiten. Wenn allerdings der betreffende Mensch verständnislos reagiert oder sogar Abscheu zeigen sollte, verzichten Sie auf ihn, auch wenn es im ersten Moment weh tut. Auf intime Beziehungen braucht der Stoma-Träger dagegen nicht zu verzichten. Es gibt Mini-Beutel in Pflastergröße, bunte Überzüge, die den Klebebeutel geschickt kaschieren oder Intimgürtel verschiedener Ausführungen. Vor allem gilt aber, daß der Betroffene eine möglichst natürliche Einstellung zu seiner Situation findet. Auf diese Weise kann er ein nahezu normales Leben führen.

X

Die beruflichen Chancen des Krebskranken – zahlt sich Ehrlichkeit aus?

Die 34jährige Fremdsprachensekretärin Anette S. berichtet: „Mein Arbeitsplatz ging mir durch die Gerüchte-Küche in der Firma verloren. ‚Die macht es nicht mehr lange', hatte man meinem Chef zu verstehen gegeben, und das Urteil ‚unheilbar krank' fiel auf fruchtbaren Boden. Ich wurde freundlich, aber unmißverständlich abgeschoben, die Gehaltsregelung war großzügig. Eingeschüchtert, wie ich eben durch die Krankheit war, wehrte ich mich nicht. Mein Mann war sogar der Überzeugung, daß es besser für mich sei, nicht mehr zu arbeiten. Heute weiß ich, wie wichtig es für einen Menschen in meiner Situation ist: Du wirst gebraucht, Du kannst arbeiten und wirst abgelenkt. Ich bin, was das angeht, zur Zeit völlig mutlos. Ich arbeite mal als Aushilfe oder ich erledige in Heimarbeit Übersetzungen. Alles geschieht aber ohne richtigen Einsatz. Die unüberwindliche Hürde für eine Fest-Anstellung ist der Gesundheitsbogen. Sage ich die Wahrheit – so war es mehrmals – gehen zwar freundlich aber sicher alle Türen zu. Verschweige ich, was tatsächlich mit mir los ist, muß ich mit einem schlechten Gewissen leben. Jede Äußerung muß ich dann auf die Goldwaage legen und Vertrautheit zu den Kollegen meiden. Sagt z. B. der Arzt: ‚Sie sind arbeitsfähig, suchen Sie sich etwas, was Spaß macht', so kann ich nur bitter lachen. Das heißt ganz einfach, lügen nein = arbeiten nein, oder lügen ja = arbeiten ja. Ich überlege mir gerade, ob ich es nicht mit der letzten Version halten soll. Es ist eine verteufelte Geschichte."

Im Rahmen des Behindertengesetzes müssen auch dem Krebskranken geeignete Arbeitsmöglichkeiten offenstehen. Die Wirklichkeit sieht leider anders aus. Es ist schließlich, wie wir alle wissen, selbst für den Gesunden heute schwer, eine befriedigende berufliche Tätigkeit auszuüben und diese auch zu erhalten. Die Sorge um den Arbeitsplatz, geht in allen Schichten der Bevölkerung um. Vielleicht erreicht dieser Bericht einige Arbeitgeber, die unvoreingenommen denken, und für ehemalige Krebspatienten und Krebsgefährdete Arbeitsplätze bereithalten, und ihnen damit ihre persönliche psycho-soziale Rehabilitation erleichtern, die für das weitere Leben gegen die Krankheit so wichtig ist. Lebenswille und Optimismus, die wichtigsten Begleiter des Betroffenen auf dem Wege zur Gesundheit, bleiben auf der Strecke, wenn die Voreingenommenheit nicht ausgeräumt werden kann. Es gibt allerdings bereits Ansätze zur Verbesserung der Situation. Vor kurzem bewarb sich eine Auszubildende, die in ihrem Bewerbungsschreiben angab, behindert zu sein. Der Grund der Bewerbung war der Ortswechsel der Eltern. Der Firmenchef gab seiner Sekretärin die Anweisung, das Mädchen zu einem persönlichen Einstellungsgespräch zu bitten. Zu dem verabredeten Termin betrat ein 22jähriges Mädchen das Personalbüro. Sie zog das linke Bein sichtbar nach und auf Befragen, ob sie einen Unfall hatte, antworte sie unbefangen und ehrlich: „Nein, ich habe Krebs, mir mußte ein Bein amputiert werden." Die Offenheit, die Ausstrahlung und der Lebenswille beeindruckten den Firmenchef, so daß er das junge Mädchen sofort einstellte. Möge dieses Beispiel Schule machen.

Wichtig für Sie ist: Lassen Sie sich keinesfalls aus falsch verstandener Anständigkeit zu einer Kündigung drängen, fassen Sie keine voreiligen Entschlüsse, weil Sie glauben, Ihren beruflichen Aufgaben – nach Operation und Bestrahlung – nicht mehr gewachsen zu sein. Wenn Sie statt einer Nachsorge-Kur den Aufenthalt Zuhause vorziehen, erhalten Sie in der Regel Krankengeld. Ihr Arzt wird Sie, je nach den individuellen Gegebenheiten, gesund schreiben, wenn er Sie für arbeitsfähig hält. Anders liegen die Dinge, wenn Sie eine längere Zeit der Erholung benötigen. In diesem Falle ist eine Rente auf Zeit (bis zu zwei Jahren) in Betracht zu ziehen. Diese setzt ein, wenn das Krankengeld ausgeschöpft ist und sie kann, wenn es sich als notwendig erweist, verlängert werden. Diese Möglichkeit ist insofern nützlich, als Sie nicht aus dem Arbeitsleben ausscheiden. Sie erhält Ihnen die Chance, eine Berufstätigkeit zum gegebenen Zeitpunkt wieder aufzunehmen. Stellt sich heraus, daß die Heilbehandlung nicht den gewünschten Erfolg brachte, wird der Arzt in gewissenhafter Absprache mit Ihnen eine Dauerrente befürworten. Um Isolation, Resignation und den daraus folgenden Depressionen vorzubeugen, sollte diese vorzeitige Berentung von allen Seiten beleuchtet werden. Auch eine Teilzeit- oder Halbtagsbeschäftigung, wenn es Ihnen möglich erscheint, sollte angestrebt werden. Sprechen Sie, falls Sie eine Umschulung in Erwägung ziehen, mit dem zuständigen Arbeitsamt. Lassen Sie sich vor allen Dingen nicht entmutigen, wenn Ihnen die Behörden unflexibel erscheinen. Es muß festgehalten werden, daß Frauen, die lediglich ihren Haushalt versorgten, zuvor aber mindestens 60 Monate beschäftigt waren, auch einen Antrag auf Rente stellen können.

Wenden Sie sich an das zuständige Versorgungsamt, wenn Sie einen Schwerbehinderten-Ausweis beantragen möchten. Dieser bietet Ihnen, bei einer Erwerbsminderung ab 50 % einige Vorteile, z. B. Kündigungsschutz, steuerliche Erleichterungen und eine angemessene Urlaubsregelung. Die Sozialarbeiter oder Therapeuten haben im übrigen die Aufgabe, Ihnen Wege zu ebnen, sich um Ihre persönliche Situation nach der Entlassung zu kümmern. Wenden Sie sich in versicherungstechnischen Fragen auch an das Gesundheitsamt Ihrer Heimatgemeinde. Sozialarbeiter unterliegen der Schweigepflicht. Es ist davon auszugehen, daß ungezählte Patienten unter uns leben, die nur sehr unzureichend Hilfe erhalten. Wenn Sie aber gezielte Fragen stellen, wird Ihnen weitergeholfen und Ihr Anstoß trägt dazu bei, das Netz der Rehabilitationsmöglichkeiten wohnortnah zu verbessern. Es gibt eine Reihe von Bestrebungen, sie sind im Sinne der Versicherungsträger, eine ambulante Krebsnachsorge, möglichst in der Nähe des Wohnortes der Betroffenen, auszubauen. Medizinische Hilfe, die notwendige psychologische Beratung, insbesondere die psycho-soziale Rehabilitation, wären auf diese Weise eher gewährleistet. Auch die allgemeine Gesundheitsbildung könnte auf diese Weise für das „Leben danach" Wirklichkeit werden.

XI

Probleme der Menschen ohne Stimme – Kehlkopfkrebs

Nach neuesten Schätzungen leben in der Bundesrepublik 10–12.000 Menschen ohne Kehlkopf. Sie ertragen besondere Belastungen. Sie verloren mit der Operation ihre Stimme. Es gibt zwei Möglichkeiten der Hilfe, nach Kehlkopfkrebsoperationen sich wieder verständigen zu können. Es handelt sich dabei um die Oesophagus-Sprache oder die Speiseröhren-Ersatzsprache und um elektronische Sprachhilfen. Bei der letzteren wird mit Hilfe eines elektro-akustischen Gerätes, das mit der Hand an den Hals gelegt und festgehalten wird, eine Ersatzsprache erzeugt. Sprachpädagogen oder Logopäden helfen dabei, die Technik zu erlernen. Die Sprechstimme klingt rauh und monoton, weil sie nur in einer gleichbleibenden Tonlage möglich ist. Insbesondere Frauen sind darüber unglücklich und lehnen darum häufig diese Möglichkeit ab. Es gibt ca. 10 verschiedene Ausführungen dieser elektronischen Sprachhilfen. Bei der Speiseröhren-Ersatzsprache, wird Luft in den Magen geschluckt, und mit Hilfe der Speiseröhre aus dem Mund herausgepreßt, um dabei Worte zu formen. Das geschieht durch zwei Muskelwülste am Speiseröhreneingang, die in bestimmte Schwingungen versetzt werden. Auf diese Art erfolgt die Erzeugung eines Tones, der – ähnlich dem üblichen Kehlkopfton – im Rachenraum und im Mund ist. Trotz der Hilfe geschulter Logopäden, gelingt es nur schätzungsweise 20 % der Betroffenen, die Speiseröhren-Ersatzsprache zu erlernen. Erfahrungsgemäß sollte das Sprechen in dieser Form im Zeitraum von sechs Monaten nach der Operation erlernt werden. Häufig fehlt der notwendige Antrieb und das Durchstehvermögen der Betroffenen. Wenn Sie, liebe Leser, einem Menschen begegnen, der mühselig versucht, sich verständlich zu machen, erschrecken Sie nicht, weichen Sie nicht zurück, gehen Sie auf ihn zu und haben Sie Geduld. Geben Sie vor allen Dingen dem Erkrankten das Gefühl, ihn zu verstehen, selbst wenn Sie Schwierigkeiten dabei haben. Der Betroffene braucht die Bestätigung, daß sich seine großen Mühen lohnen und Sie helfen ihm, aus seiner Bedrängnis und Isolation Stück um Stück herauszufinden.

Zum Abdecken der Luftröhrenöffnung (Tracheostoma) gibt es sogenannte Schutzlätzchen. Betroffene Männer tragen deshalb keine Krawatten, sondern Einstecktücher. Das Schutzlätzchen verhindert z. B., daß beim Husten Schleim hinausgeschleudert wird oder Fremdkörper von außen eindringen können. Da ein Kehlkopfloser wegen der behinderten Atemtätigkeit körperliche Anstrengungen meiden muß, darf er z. B. nicht schwer tragen. Der Geruchssinn ist außerordentlich eingeschränkt, das Naseputzen geschieht unter großen Schwierigkeiten. Seit dem Anfang der fünfziger Jahre ist der Kehlkopfkrebs um das Zehnfache angestiegen. Die Zunahme dieser Erkrankung ist durch die verbesserte Früherkennungsmöglichkeit und den Anstieg der Lebenserwartung zu erklären. Die meisten Betroffenen sind Männer im Alter von 50–70 Jahren. Bei Frauen und Kindern ist dieses Leiden äußerst selten. Durch eine Früherkennung kann vielfach der Kehlkopf erhalten bleiben, nur im fortgeschrittenen Stadium wird die Radikal-Operation erforderlich. Aus diesem Grunde sollte jeder, der länger als drei Wochen über Heiserkeit klagt, unbedingt den Arzt aufsuchen und eine Kehlkopfspiegelung vornehmen lassen! Im Jahre 1974 wurde der „Bundesverband für die Kehlkopflosen der Bundesrepublik Deutschland“ mit Sitz in Aachen gegründet. Er arbeitet eng mit Hals-, Nasen- und Ohrenkliniken, mit Sprechtherapeuten und den Herstellern verschiedener technischer Hilfsmittel zusammen. Im Laufe der Zeit haben sich etwa ein Drittel bis die Hälfte der Betroffenen diesem Verband angeschlossen, der vom Prinzip der Selbsthilfe ausgeht. Vierteljährlich erscheint ein Mitteilungsblatt – „Das Sprachrohr“. Es dient der Hilfestellung und dem Austausch von Erfahrungen untereinander. Es bemüht sich um Verständnis für die außergewöhnliche Situation dieses Personenkreises. Die Rehabilitation eines kehlkopflosen Menschen wirft eine Reihe von Schwierigkeiten auf. Körperliche Arbeit, lange Fahrten zur Arbeitsstelle, eine Tätigkeit im Freien oder in staubiger Luft, müssen von vorneherein ausgeschlossen werden. Vielfach ist nur mit Hilfe einer Umschulung die Möglichkeit gegeben, den Betroffenen wieder in den Arbeitsprozeß einzugliedern. Unsere Arbeitsmarktlage wirkt sich außerdem erschwerend auf die berufliche Rehabilitation kehlkopfloser Menschen aus, denen häufig, als einzig möglicher Schritt in die Zukunft, eine vorzeitige Berentung übrigbleibt. Erkältungskrankheiten, Bronchitis, Husten und vor allen Dingen Magenbeschwerden, verschärfen die schwierige Situation des Kehlkopflosen. Die Ausbildung von Tochtergeschwülsten ist bei dieser Krebsart selten. Der Betroffene hat aufgrund dieser günstigen Tatsache eine gewisse Lebenserwartung. Einer der Hals-Nasen-Ohren-Spezialisten, Prof. Dr. Rolf Maurer/Bonn, betont, daß die Lebenserwartung des Kehlkopfoperierten sehr günstig zu beurteilen und darauf zurückzuführen sei, daß der Betroffene aus medizinischer Sicht praktisch als geheilt angesehen werden kann.

Als Erleichterung und Hilfestellung wurde für die Betroffenen der sogenannte „Aquamat" entwickelt. Er ermöglicht es den Kehlkopfoperierten, schwimmen zu können, und sich auf diese Weise – ohne große Anstrengungen – sportlich zu betätigen. Es handelt sich dabei um eine Art von Schnorchel, der die Atmung durch Mund und Nase zuläßt. Es kann kein Wasser von außen in die Luftröhre eindringen. Für die betroffenen Menschen in ihrer sehr schwierigen Situation, bedeutet das Gerät nur ein bescheidenes, technisches Hilfsangebot. Ich wünsche den Menschen nach Kehlkopfkrebs eine Umgebung, die Verständnis und Hilfsbereitschaft aufbringt und ihnen damit lebensnotwendige, zwischenmenschliche Kontakte schenkt.

XII

Die unklinischen Visiten oder Menschen helfen Menschen

„Ich bin krank, wie Sie auch, ich habe Brustkrebs“, sagte Prof. Anne-Marie Tausch in einem dicht gefüllten Aufenthaltsraum der Nachsorge-Klinik Bad Trissl. Für Betroffene sind Aussagen von Menschen, die sich offen äußern und die Kraft aufbringen, sich mit der Krankheit und deren unterschiedlichen Folgen auseinanderzusetzen, und trotz allem ein erfülltes Leben zu führen, von unschätzbarem Wert. Anne-Marie Tausch fragte: „Warum sind in Deutschland so wenige Prominente bereit, öffentlich über ihre Krebserkrankung zu sprechen?“ In der Krebsnachsorge-Klinik Bad Trissl finden im Wechsel von jeweils drei Wochen Gesprächsrunden statt. Ein ungewöhnlicher Mann, der Arzt und Medizinjournalist, Dr. Georg Schreiber, entwickelte vor acht Jahren die Idee, krebskranken Frauen nicht nur Ablenkung und Anregungen anzubieten, sondern ihnen auch gleichzeitig Mut zu machen, mit ihrer Krankheit leben zu lernen. Gespräche mit betroffenen Frauen machten Dr. Schreiber darauf aufmerksam, daß ihnen häufig die Decke auf den Kopf fällt und dabei Ängste und Sorgen überhand nehmen. Ein Mann, der schon mehrmals ungewöhnliche Wege beschritt und die Bezeichnung „Pionier“ im wahrsten Sinne des Wortes verdient, machte sich daraufhin seine Gedanken. Dr. Georg Schreiber hat – nach mühevollen Anfängen – ungefähr 150 Gesprächsrunden zusammengestellt, die zumeist aus vier Prominenten unterschiedlicher Berufsgruppen bestehen. Sie alle verzichten auf eine Gage, sie kommen allein, um die Patientinnen zu erfreuen und auch vor allem, um durch die offene Schilderung ihres Schicksales – einige sind selbst an Krebs erkrankt – Bewältigungsmöglichkeiten anzubieten. Für die Patientinnen bedeutet dies eine unschätzbare Lebenshilfe, wenn sie erleben, daß Persönlichkeiten, die sie z. B. nur durch das Medium Fernsehen kennen, als einfache Menschen unter ihnen sitzen. Sie können mit ihnen auf Tuchfühlung gehen, mit ihnen sprechen, lachen und auch leiden. Grenzen werden verwischt, Menschen treffen Menschen, sie gehen aufeinander zu und sind, wenn auch nur für kurze Zeit, für einander da. Die bekannte Fernsehmoderatorin Dagmar Berghoff sagte nach ihrem „Auftritt" in der Prominenten-Talk-Show: „Ich hatte schon einige Angst, hierher zu kommen, aber jetzt bin ich sehr dankbar. Ich konnte mir nicht vorstellen, daß es trotz der schweren Krankheit soviel Heiterkeit und Kraft gibt, sie ist auf mich übergegangen." Nachdenklichkeit und Frohsinn charakterisieren die Gesprächsrunden, die von Dr. Schreiber gekonnt zusammengestellt und moderiert werden, die niemals langweilig oder ermüdend wirken, obwohl sie schon zu einer Art von Institution geworden sind und alles Recht darauf hätten, Abnutzungserscheinungen zu zeigen. Ganz im Gegenteil, sie sind noch für Überraschungen gut. So geschah vor einigen Wochen in der Talk-Show etwas Außergewöhnliches. Karl-Heinz Böhm, Schauspieler und als Partner von Romy Schneider aus den bekannten „Sissi-Filmen" in guter Erinnerung, berichtete von seinem neuen Leben und der Wandlungsfähigkeit des Menschen, wenn er sich bewußt neue Ziele setzt. Karl-Heinz Böhm arbeitet in Äthiopien unter den Ärmsten der Armen. Er sammelt Geld in Deutschland und Österreich und holt damit Flüchtlinge aus den Lagern. Er hilft ihnen dabei, ein eigenständiges, bäuerliches Leben zu führen. Der Staat stellt das Ackerland zur Verfügung, zum Überleben aber brauchen die Menschen z. B. Kühe oder Hühner für ihre tägliche Nahrung. Karl-Heinz Böhm berichtete, daß für eine Kuh ca. 500 Mark nach unserem Geld aufgebracht werden müßten, um einer Familie das Überleben zu ermöglichen. Spontan entschlossen sich die Zuhörerinnen in Bad Trissl, eine Kuh zu stiften. Die Schauspielerin Herta Worell nahm einfach ihren Turban vom Kopf und ging damit sammelnd durch die Reihen. Das erstaunliche Ergebnis dieser Aktion war: nicht nur eine, sondern zwei Kühe für Menschen in Not, gegeben von Menschen, denen der Begriff „Not" allgegenwärtig ist, wobei zwischen seelischer und körperlicher Bedrängnis die Grenzen fließend und in keiner Weise abzustecken sind. Eine Welle der Zuneigung ging durch den großen Saal. Sie war intensiver spürbar als z. B. nach der Lesung eines berühmten Autors oder dem Gesang eines bekannten Opernstars. Neben offenen Gesprächen, finden im Rahmen der Trissl-Talk-Show Einlagen von

Künstlern großen Anklang. Anneliese Rothenberger erfreute – ohne aufwendige Technik und Begleitung – mit ihren Liedern und die Kessler-Zwillinge zauberten in Windeseile ein paar Requisiten aus ihren Taschen und tanzten und sangen, und die eher als Sängerin bekannte Bibi Johns präsentierte ihre Bilder. Altbundespräsident Walter Scheel stimmte nach einer geistreichen Diskussion über die bedauerliche Tatsache, daß es viel zu- wenig Frauen im politischen Leben gibt, das Lied „Hoch auf dem gelben Wagen“ an, und der ganze Saal sang mit. Die unklinischen Visiten in der Nachsorgeklinik Bad Trissl besitzen nicht nur Seltenheitswert, sondern sie sind unbestritten ein einmaliges Angebot im „Krankenhausbetrieb“ der Bundesrepublik Deutschland. Menschen helfen Menschen – die Patientinnen vergessen für eine Weile, daß sie krank sind, und Gesunde empfinden ihr Wohlbefinden als weniger selbstverständlich. Die Grenzen zwischen Gesundheit auf der einen und Krankheit auf der anderen Seite geraten in Bewegung, und es gibt weder Verlierer noch Gewinner. Es gibt unter den prominenten Talk-Show-Teilnehmern viele, die sich zu ihrer Krankheit offen bekennen. Die Befürchtung, Nachteile in der beruflichen Tätigkeit und im gesellschaftlichen Leben zu erfahren, ist normalerweise für das Krebsgeschehen symptomatisch.

Die Schauspielerin, Autorin und Sängerin, Hildegard Knef, durchbrach mit ihrem Buch „Das Urteil“ das eisige Schweigen der Krebsverleugnung und Ingrid Bergmann äußerte sich vor der Presse: „Bisher habe ich still gegen den Krebs gekämpft. Ich bin schon lange krank. Es ist Brustkrebs. Ich will anderen Frauen helfen, deshalb spreche ich jetzt darüber.“ Ingrid Bergmann äußerte sich fünf Jahre nach ihrer ersten Krebsoperation. Nach dem Verlust ihrer Brust schrieb die unvergeßliche Schauspielerin: „Wenn ich jünger gewesen wäre, hätte ich sicherlich mehr gelitten.“ Und sie fügt hinzu: „Es war weniger schlimm, als ich befürchtet hatte. Alle meine Kinder waren bei mir.“ Für krebskranke Menschen bedeuten derartige Äußerungen vielmehr, als nur ein Funken Hoffnung. Sie sind wichtiger für ihr persönliches Leben mit Krebs, als Berichte von der heilen Welt von Glück und Erfolgen.

Der lungenkrebskranke französische Politiker, Norbert Segan, sprach in einer Fernsehsendung eindringlich die Raucher unter den Zuschauern an und sagte: „Sie töten sich und begehen Selbstmord." Er gab offen zu, daß er bereits mit 16 Jahren mit dem Rauchen angefangen hatte. Nach der operativen Entfernung eines Lungenflügels arbeitete er unermüdlich und sagte: „Das Leben ist nicht wie ein Schicksalsschlag zu Ende, wenn man sein Unglück auf sich zu nehmen weiß." Normalerweise erfahren die Menschen durch die Medien erst kurz zuvor oder unmittelbar hinterher vom Tode einer bekannten Persönlichkeit. Wie viele von ihnen mit dem Krebs leben – und vor allem trotz der Krankheit ihre Tätigkeit in vollem Umfang ausüben –, umgibt die Mauer des Schweigens. Die Krebskrankheit hat offensichtlich ihre eigenen Gesetze, und sie wird anders empfunden und gewertet, als die Stoffwechselentgleisung Diabetes, ein Bandscheibenschaden oder eine schwere Gelbsucht.

Die naturwissenschaftlich ausgerichtete Krebsforschung hat sich zwar darum bemüht, Erkenntnisse über das vermeintliche Entstehen von Krebs zusammenzutragen. Sie kann aber bis zum heutigen Tage nicht eindeutig erklären, warum und wieso der Krebs auftritt. Der Krankheit haftet aus diesem Grunde Unerklärliches, Schicksalhaftes und Geheimnisvolles an. Darum begleitet sie Verunsicherung und Angst. Der Krebs ist nicht nur ein naturwissenschaftlich erfaßbares Geschehen, und perfekte medizinische Behandlungsmethoden allein sind nicht in der Lage, ihm beizukommen. Entscheidende psychische und psychosoziale Aspekte finden in der Behandlung und Betreuung krebskranker Menschen nur in Ansätzen eine ihr gemäße Beachtung. Auf dem Wege, neue Möglichkeiten zu entwickeln, können Einrichtungen wie die regelmäßigen Gesprächsrunden in der Nachsorgeklinik Bad Trissl Denkanstöße liefern, um Menschen das Leben mit und nach Krebs zu erleichtern. Das offene Geständnis: Auch ich bin betroffen, aber ich lebe trotzdem, schenkt neuen Mut, hilft bei der Angstbewältigung und baut damit Selbstheilungskräfte auf. Wohlgemerkt – die Initiative in der Nachsorgeklinik Bad Trissl entstand auf privater Ebene – eine Initiative, die zum Nachdenken anregt.

XIII

Immer diszipliniert leben müssen . . . Brust- und Unterleibkrebs der Frau

Elisabeth B., von Beruf Bäuerin und Hausfrau, 46 Jahre alt, erzählt: „Vor der Operation ging es mir monatelang sehr schlecht. Ich fühlte mich immer nervös und müde und die Arbeit im Haus und auf dem Feld fiel mir schwer. Der Hausarzt sagte mir mehrmals: ‚Sie kommen langsam in den Wechsel, das ist nun mal so . . .' Beim Waschen entdeckte ich eines Morgens einen festen Knoten in meiner Brust, daraufhin wurde ich zum Frauenarzt überwiesen. Der sah mich an und erklärte mir: ‚Das sieht sehr böse aus, sie müssen sofort operiert werden.' An dem Tag, als die Operation stattfand, kam in der gleichen Klinik mein erstes Enkelkind zur Welt. Die Freude darüber war eigentlich größer als meine Schmerzen und die Sorge um meine Tochter, der es nicht gut ging, lenkten mich von mir selber ab. Die Wunde heilte gut, ich habe wohl eine gesunde Natur. Am Tag, als ich entlassen wurde, ging ich sofort in ein Sanitätsgeschäft und kaufte mir eine Prothese. Niemand im Krankenhaus hatte mir etwas davon gesagt, aber ich wollte wieder heil aussehen, wenn mich alle anstarren würden. Immer wenn ich im Krankenhaus Besuch hatte, zog ich mir die Bettdecke bis unter das Kinn. Niemand sollte meine Verstümmelung sehen. Ich stopfte mir die Prothese in den BH, sie drückte auf die Narbe, aber das war mir egal. Zuhause habe ich mich sofort auf den Trecker gesetzt und blieb ein paar Stunden, bis zum Dunkelwerden, draußen. Ich mußte einfach tief durchatmen, mit mir allein sein . . . Arbeit, so dachte ich mir, die hilft immer. Schon am nächsten Tag wollte ich mich nur noch ins Bett verkriechen, mir die Decke wieder bis zum Hals hochziehen und niemanden mehr sehen, um mir die Neugierde von Nachbarn und Dorfbewohnern zu ersparen. Ich wurde gefragt: ‚Na, wie geht es Dir?' Sie zeigten keine echte Anteilnahme, aber sie wollten alles wissen, über die Operation, die Ärzte und über das Essen im Krankenhaus. Sie sagten auch zu mir: ‚Du siehst ja prima aus, so schlimm kann der Krebs nicht sein . . .' Ich war das Thema im Wirtshaus am Stammtisch, meine Person war nicht wichtig, aber meine Krankheit, die Brustamputation. Von diesem Zeitpunkt an ging es mir sehr schlecht, ich weinte viel und wurde stumm. Mein Mann bekam es mit der Angst zu tun. Männer sind ja sowieso viel ängstlicher, als wir Frauen. Aber nun stand es ganz schlimm um ihn. Ich hatte keine Zeit mehr, mich zurechtzufinden, mir zu helfen, sondern ich mußte ihn trösten, die Stärkere sein. Ausgesprochen haben wir uns über meine Operation nicht, zwischen uns war eine Wand. Beim Zubettgehen und Aufstehen paßte ich auf, daß er meine Brust nicht sehen konnte. Ich hatte selbst kaum den Mut, mich richtig im Spiegel anzuschauen. Ich mochte mich nicht und meinen Mann auch nicht. Ich bestand nur noch aus Angst, daß er mich nicht mehr mögen kann, wenn er die Verstümmelung sieht. Es war eine böse Zeit, weil ich nicht zu mir stehen konnte. Ich sollte in die Nachsorgeklinik, aber ich wollte nicht so recht, es gab so viel Arbeit zu Hause. Schließlich hat der Frauenarzt mich dort angemeldet und nun bin ich hier. Ich fühle mich gut, ich kann reden, ich merke, daß es anderen viel schlechter geht und daß ich auf dieser Welt nicht allein bin. Der Arzt fragte mich bei einem längeren Gespräch über meine Probleme: ‚Hat Ihr Mann Sie wegen Ihrer Brust geheiratet, oder weil er Sie als Mensch liebt?' Ich fing an, nachzudenken. Wir haben uns dann zu Dritt ausgesprochen, und ich habe meinem Mann gezeigt, was mich quält und er war nicht entsetzt, ganz im Gegenteil, er hat mich gestreichelt und mich in den Arm genommen. Ich habe das Gefühl, daß wir uns mehr lieben als früher, weil ich durch die Krankheit nicht mehr ganz so stark bin und es auch nicht sein muß. Ich bin ehrlich geworden. Wenn mir mein Arm wehtut, dann lasse ich das Fensterputzen und das Tragen und Heben. Ich sage mir dann, die Hauptsache ist, daß wir eine gute Zeit miteinander haben. Trotzdem, der Verlust meiner Brust quält mich noch immer. Eine Frau mit Unterleibskrebs ist viel besser dran, denn den sieht man nicht. Ich wäre froh, wenn bei mir ein Brustaufbau möglich wäre, den übernimmt die Krankenkasse aber nur, wenn die seelischen Belastungen besonders groß sind und das trifft wohl bei mir nicht zu. Eine Prothese ist teuer und sie hält nicht so lange, wie sie soll. Nur alle drei Jahre ersetzt die Krankenkasse eine neue. Ich brauche schon nach sechs Monaten einen Ersatz, weil das Material bröselt. Aber das ist eigentlich nicht das Schlimmste. Mich regt auf, daß eine krebskranke Frau auf dem Dorf, wo niemand richtig aufgeklärt ist, wie ein Mensch behandelt wird, der eine ansteckende Krankheit hat. Beim Friseur wurde der Stuhl, auf dem ich gesessen hatte, nicht von anderen Kundinnen benutzt, später gründlich abgewaschen. Ich merke auch, daß mir viel weniger die Hand gegeben wird ... wie eine Aussätzige fühlt man sich, und mein Mann bekommt das auch zu spüren."

Die Verunstaltung durch die Operation der Brust ruft außerordentliche Störungen des Selbstwertgefühls bei nahezu allen Frauen – hervor. Selbst eine 79jährige sagte mir: „Ich erschrekke jedesmal neu, wenn ich mich im Spiegel sehe." Und sie fügte hinzu: „Es ist gut, daß ich keinen Mann mehr habe, der das anschauen muß." Ca. 20.000 in der Bundesrepublik Deutschland erleiden jedes Jahr ein Schicksal, das sie als grausam empfinden. Die Worte „Krüppel" und „nicht mehr vollwertige Frau" fallen oder es heißt auch: „Ganz gelöst kann man nicht mehr sein, immer spielt das dumpfe Empfinden mit, durch diesen Eingriff in der Weiblichkeit geschädigt zu sein."

Anne-Marie Tausch sagte: „Als ich das erste Mal nach der Operation in den Spiegel sah, erschien mir der Anblick sehr fremd. Ich war erschrocken. Heute mag ich meine „Kinderbrust". Ich habe sie als einen Teil meiner Person akzeptiert."

Warum kommen sich Frauen nach Brustamputationen verstümmelt oder verkrüppelt vor? Ich denke, daß dieses Empfinden in hohem Maße auf die Darstellung, auf die Vermarktung des Frauenkörpers in den Medien und auf die schon zur Tradition gewordene Tatsache zurückzuführen ist, daß viele Männer in der weiblichen Brust, losgelöst von der Person, ein Sexualobjekt sehen. Viele Frauen machen sich diese Vorstellung zu eigen, der makellose Frauenkörper mit den „auf Hochglanz polierten" Brüsten wird uns als Ideal- und Lustobjekt gezeigt. Er wird auf Titelseiten von Illustrierten und in der Werbung gezielt als Kaufanreiz eingesetzt.

Dr. H. Merkl, seit fünf Jahren onkologisch tätiger Gynäkologe in der Nachsorge-Klinik Bad Trissl berichtet, daß der Leidensdruck brustamputierter Frauen häufig so übergroß ist, daß der Krebs, die eigentliche Krankheit, darüber in den Hintergrund gedrängt wird. „Ich weiß natürlich", sagt Dr. Merkl, „daß auch der Krebs im Genitalbereich, insbesondere bei jüngeren Frauen, ähnlich schmerzliche Empfindungen auslösen kann, aber die Amputation einer oder beider Brüste bedeutet immer empfindliche Verluste an Weiblichkeit, ganz egal, in welchem Alter sich die Betreffende befindet. Ich frage meine verzweifelten Patientinnen oft: ‚Wäre es Ihnen leichter gewesen, eine Hand zu verlieren?' Sehr häufig kommt darauf die spontane Antwort: ‚Aber meine Hand brauche ich doch . . .' Im eigentlichen Sinne wird die Brust bei den meisten Patientinnen ‚nicht gebraucht'. Das klingt hart, aber diese Überlegung regt in den Gesprächen zum Umdenken an und läßt den Verlust weniger schmerzlich erscheinen." Dr. Merkl berichtet, daß er in Gesprächen mit den Lebenspartnern seiner Patientinnen weitaus mehr ehrliche Sorge um den Grad der Krankheit und deren Verlauf zu spüren bekommt, als daß die Verstümmelung von den Ehemännern als Signal zum Rückzug angesehen wird.

„Wegen einer Brustoperation" berichtet Dr. Leonhard, Chefarzt der Klinik Bad Trissl, „zerbrechen die Ehen in den wenigsten Fällen. Im Gegenteil, ich weiß aus meinen langjährigen Beobachtungen, daß die Verbindungen vielfach fester und zärtlicher wurden. Die Ehemänner müssen nur lernen, mit ihren Frauen richtig umzugehen, und das ist oft nicht ganz einfach."

Eine 41jährige Patientin, Haus- und Geschäftsfrau und Mutter zweier Kinder, sagt zu diesem Problem: „Es verändert sich durch die Operation sehr viel, am meisten aber bei der Frau selbst. Durch die Veränderung ihres Wesens und all dem Negativen, das zum Vorschein kommt, gelangt der Mann in eine totale Verunsicherung und daraufhin zieht er sich zurück, nicht, weil die Brust fehlt. Mein Mann wurde sogar wieder gesund, als ich im Krankenhaus lag. Immer hatte er es am Magen, mit einem-mal wurde er gebraucht und siehe da, jetzt mußte er sich um die Kinder und den Haushalt kümmern. Als ich aus dem Krankenhaus entlassen wurde, bemutterte er mich, wie ich es zuvor getan hatte und ich glaube, das tat ihm richtig gut. ‚Hauptsache, daß wir Dich haben, daß Du da bist', sagte er immer wieder. ‚Alles andere ist doch ganz unwichtig.'"

Dr. Merkl sieht in der Angst der Ehemänner ein ehrliches Problem. Die Furcht vor dem Verlauf der noch immer als unheilbar geltenden Krankheit baut Barrieren zwischen den Partnern auf. Dr. Merkl berichtet: „Da wollte ein Ehemann seine Frau nicht besuchen oder er kam nur kurz und wortlos vorbei. Er stürzte sich in eine unglaubliche Betriebsamkeit und hatte immer neue Ausreden. Ich rief ihn an und sagte zu ihm: ‚Ihrer Frau geht es wirklich schlecht, das liegt auch an Ihnen, können Sie Ihr Verhalten verantworten?' Er redete sich wieder mit einem wichtigen Termin heraus. Mir gelang es schließlich, ihn doch zu einem Besuch zu bewegen, und zwei Tage später saß er mit den Kindern am Bett der Patientin. Diese lächelte glücklich. Das Ehepaar hielt sich die Hände, und der Mann konnte seine Tränen nicht verbergen. Hinterher sagte er zu mir: ‚Doktor, ich bin Ihnen sehr dankbar, ich liebe meine Frau, aber ich kann sie einfach nicht leiden sehen. Ich schaffte es nicht, weil ich mir nicht darüber klar war, wie ich mich verhalten soll.' Der Ehemann hatte sich aus Angst heraus nicht um seine Frau gekümmert. Diese Reaktion von nächsten Angehörigen beobachte ich immer wieder. Der Ehemann der Patientin sagte im übrigen: ‚Erst jetzt weiß ich, daß meine Frau mich tatsächlich braucht, das hilft, auch wenn sie zum ersten Mal in unserer Ehe meine Tränen gesehen hat.'"

Anne-Marie Tausch berichtet: „Ein Angehöriger ist schließlich auch ein Betroffener, mit Schmerzen und Belastung."

Kurz nach ihrer Brustamputation wurde die Berliner Abgeordnete Marie Schlei Mitglied des Deutschen Bundestages, das war im Jahre 1969. In den darauffolgenden 12 Jahren, wirkte sie als parlamentarische Staatssekretärin im Bundeskanzleramt und späterhin wurde sie Ministerin für wirtschaftliche Zusammenarbeit. Niemand erfuhr etwas von ihren Schmerzen und Ängsten, sie strahlte ruhige Gelassenheit und Heiterkeit aus. Verdrängte sie etwa ihr Leiden und münzte es in emsiges Engagement um? Ihre Worte dazu waren: „Ich will nicht, daß man meinen Gesundheitszustand beachtet." Noch als Berliner Schulrätin mußte sich Marie Schlei einer schweren Unterleibsoperation unterziehen und sie begann ihre Karriere zu einem Zeitpunkt, der für viele ihrer Leidensgenossinnen der bittere Anfang von Resignation und Depression ist. In diesem Zusammenhang sind ihre eigenen Worte wichtig: „Haltung und Disziplin sehe ich als notwendig, als unerläßlich an. Wenn eine Gemeinschaft oder eine Gesellschaft menschenwürdig gestaltet werden oder sich entwickeln soll, dann bedeutet Disziplin Respekt vor dem anderen, seinem Schicksal, seiner Leistung. Haltung – das Wort wird heute viel zu wenig benutzt – in dem Sinne, daß der Mensch sich zu hoher Menschlichkeit entwickelt und dadurch anderen zum Partner und nicht zum Wolf wird." Marie Schlei, die Mütterliche, Helfende, mit dem offenen Ohr für menschliches Leid und eine unbequeme Politikerin, ließ sich nicht unterkriegen. In ihrer spärlichen Freizeit zog sie sich mit Büchern und Gedichten zurück „in die Stille", wie sie es audrückte, um neue Kräfte zu finden. Sie machte sich Gedanken über den Zeitgeist, die überall spürbare Angst, gerade weil sie diese aus eigenem Erleben nur allzu gut kannte. Am 1. November 1981 legte Marie Schlei ihr Bundestagsmandat nieder, nicht weil der Krebs der Stärkere war, sondern weil ihr eine schwere Blutvergiftung und eine Rippenfell- und Lungenentzündung die Kräfte geraubt hatten. Marie Schlei hat ihre persönlichen Ratschläge hinterlassen, die für ihre Schicksalgenossinnen mit Brustkrebs wichtig sind: „Sie müssen Beziehungen zu anderen Menschen pflegen. Sie dürfen gegenüber anderen nicht mißtrauisch werden und Sie sollten sich vielmehr Aufgaben ausbauen oder schaffen und sich nicht in ein Schneckenhaus zurückziehen. Viele Frauen fühlen sich nicht nur körperlich amputiert, sondern ihre Verzweiflung schlägt um und wird dann auch zu einer Gefährdung ihrer geistigen und seelischen Gesundheit." Weiter schreibt Marie Schlei: „Es ist schwer geworden, mit solchen Problemen fertigzuwerden in einer Welt, in der Körperlichkeit und Jugendlichkeit so besonders hervorgehoben werden, fast als ein Wert, nicht als ein Zustand, der seine Zeit hat. Es wäre vieles leichter, wenn es wieder gelänge, dies alles auf das richtige Maß zu bringen, und den Menschen wieder als ein Geist-Seele-Körper-Wesen zu betrachten."

Sie werden sich vielleicht erinnern, Marie Schlei wurde von der Krankheit eingeholt.

Als ein weiteres Vermächtnis dieser bewundernswerten Persönlichkeit lege ich Ihnen ihre Stellungnahme zu den sogenannten „Alternativ- und Außenseitermethoden bei Krebs" vor: „Bei einer Krankheit, die soviel Traurigkeit, soviel Verzweiflung mit sich bringt, unter der so viele leiden müssen, sollte doch die Chance genutzt werden, alles zusammenzutragen, was Menschen wissen und erdenken können. Alles andere würde ich als Arroganz ansehen."

In diesem Zusammenhang möchte ich festhalten: Es liegt mir fern, *die* Schulmedizin anzuprangern, sie gibt es ebensowenig, wie *die* Angst oder *die* Außenseitermethoden. Ich möchte nur dazu beitragen, daß die starren Denkmuster mehr und mehr abgebaut werden, um der Krankheit mit allen zur Verfügung stehenden Maßnahmen wirksam und aufrichtig zu begegnen. Vordringlich liegt mir daran, mit aller Leidenschaft dafür einzutreten, daß der Krebs keine ansteckende Krankheit ist! Zu diesem, für die Patienten noch immer diskriminierenden Erleben, sagt Dr. H. Merkl/Bad Trissl: „Wenn Sie es schaffen, daß viele Menschen durch Ihr Buch aufhorchen und althergebrachte Vorurteile aufgeben, dann hätte es schon allein aus diesem Grund seinen Sinn erfüllt."

Von Pflegern und Schwestern wurde mir bestätigt, daß manche Angehörige und Freunde ihren krebskranken Patienten nur zu berühren wagen, wenn sie sich vorher Einmal-Handschuhe übergestreift haben. Eine Mutter erzählte mir bitter: „Mein Mann hat den Kindern verboten, mich zu küssen, aus Angst, daß sie sich anstecken könnten." Dr. H. Merkl berichtete mir, daß er sehr häufig seine Patientinnen stellvertretend für ihre Ehemänner in die Arme nimmt. „Ich darf und will nicht werten" sagt der erfahrene Arzt, „wenn aber durch ein offenes Gespräch der Frust Ansteckung ausgeräumt werden kann, ist vieles gewonnen."

Anne-Marie Tausch berichtet von ihrem Buch „Gespräche gegen die Angst" von ihren Erfahrungen, und denen ihrer Leidensgefährtinnen, wenn sie aus ihrer Krankheit kein Geheimnis machen: „Ich habe mir einen Pullover gekauft und anprobiert und da habe ich gesagt: ‚Nein, der ist viel zu stramm über der Brust. Ich habe eine Brustoperation.' Da war plötzlich eisiges Schweigen bei den Verkäuferinnen, und ich habe mich aus dem Laden geschlichen." Eine andere Patientin berichtet: „Nach einer Lymphographie hatte ich Schwierigkeiten mit den Schuhen, weil meine Füße geschwollen waren und blaue Flekken hatten. Die Schuhverkäuferin wies darauf hin. Ich sagte zu ihr: ‚Die kommen von einer Lymphographie, die zur Krebsfeststellung gemacht wird.' Ich hatte das Gefühl, sämtliche Verkäuferinnen im Laden gingen drei Schritte zurück."

Weiter berichtete Anne-Marie Tausch: „Ich habe erlebt, daß der Gastwirt des Kurortes uns Krebspatientinnen gar nicht hereingelassen hat. Der Wirt hatte Angst, daß seine anderen Gäste sonst sein Lokal verlassen würden."

Muß der Krebspatient in einer Tabu-Zone untertauchen und dort bleiben, um Nachteilen und schmerzlichen Diskriminierungen zu entgehen? Gilt in unserer Gesellschaft allein derjenige, der gesund und nach äußerem Anschein frei von körperlichen Mängeln ist? Ist diese Situation als Grund dafür zu betrachten, daß eine Brustamputation als schlimmer empfunden wird, wie eine Totaloperation im Unterleib, die schließlich niemand sieht? Warum können wir den kranken, behinderten, leidenden Menschen in unserer Gesellschaft so wenig ertragen? Wir weichen häufig vor ihm zurück, als säße uns der tiefste Aberglaube mittelalterlichen Denkens im Genick.

Wenn Kinder im Familienkreis, im Kindergarten oder in der Schule mit der Selbstverständlichkeit heranwachsen, ein behindertes Menschenkind in ihrer Nähe zu haben, dann verschwinden Neugierde, Ablehnung und auch Übersorge von selbst. Das Andersartige findet seinen selbstverständlichen Platz und erhält Hilfe, wo sich diese als notwendig erweist, und es wird unsentimental, eben normal behandelt. Leider gehen behinderte Kinder – in der Regel – auf Sonderschulen und bleiben unter sich. Krankheit findet in erster Linie im Krankenhaus statt, Pflegefälle werden meistens in dafür geeignete Heime abgeschoben.

Krankheit und Behinderung führen vielfach ein abgekapseltes Eigenleben. Der normale Umgang mit dem kranken Menschen wird auf diese Weise für die meisten von uns verhindert und daher geschieht etwas ganz Eigenartiges. Der Gesunde verlernt, seine Gesundheit richtig einzuschätzen, sie als Geschenk zu betrachten und ihre Erhaltung zum Ziel einer eigenverantwortlichen Aufgabe zu machen. Der behutsame, umsichtige, reflektierbare Umgang mit dem kranken, behinderten Menschen hieße, die beiden Pole Gesundheit und Krankheit nicht extrem weit voneinander zu entfernen. Genauso wenig wie es die totale Gesundheit gibt, besitzt auch die Krankheit Inseln der Gesundheit, die ihre eigenen Zeichen setzen.

Mit einem eiligen Krankenhaus-Pflichtbesuch, dem an der Ecke erstandenen Blumenstrauß und ein paar flüchtigen, oberflächlichen Worten für den Kranken, bringen wir uns häufig um eine wertvolle Bereicherung unseres Lebens. Sie besteht im Nachdenken über uns selbst, über die Endlichkeit unseres Erdenlebens und über den Sinn und häufigen Unsinn unseres täglichen Tuns.

„Ich habe vor meiner Krankheit überhaupt nicht richtig gelebt", berichtete eine 49jährige Patientin. „Mich trieb die Angst Tag für Tag, ebenso wie meine Mutter und meine Schwester an Krebs zu erkranken. Als ich dann die Diagnose erfuhr und meine Gebärmutterhalsoperation überstanden war, sagte ich mir: ‚Jetzt kannst Du endlich angstfrei leben, was kann Dir noch passieren – ist das nicht verrückt?' Heute freue ich mich an jedem Tag, ich genieße die Natur, gehe auf Menschen zu und pflege meine Freundschaften. Ich bin ganz ruhig geworden und ich wünsche mir oft, daß es vorher auch so gewesen wäre. Wieviel kostbare Zeit ging mir verloren ... offenbar habe ich die Krebskrankheit zum sinnvollen Leben gebraucht."

„Zuhause spreche ich niemals über mich, das habe ich auch vor meiner Krankheit nie getan", berichtet Irene K., 39. „Ich weiß genau, wie schlimm das ist. Die Kinder reden auch nicht direkt mit mir über die Krankheit. Mein 10jähriger Bub streichelte neulich unsere Katze und redete dabei mit ihr: ‚Gell, Du bist gesund, Du darfst leben und brauchst auch nicht zu weinen.'

Verdammt nochmal dachte ich! Anstatt das Kind in die Arme zu nehmen, warf ich mich auf mein Bett und heulte los, und als ich mich wieder einigermaßen gefangen hatte, fehlte mir der Mut dazu. Ich habe ständig ein schlechtes Gewissen, weil die Kinder durch mich belastet und bedrückt sind. Ich möchte aber unter keinen Umständen meine Familie noch mehr belasten und darum sage ich nicht, was in mir tatsächlich vorgeht. Hier in der Klinik habe ich mir überlegt, daß ich mich ändern muß, damit wir Zuhause nicht vollkommen erstarren. Ich muß die Wand durchbrechen, damit die Kinder wieder lachen lernen, sich unbeschwert mit ihren Freunden treffen ... eben ihr Leben leben. Ich dachte immer, ich muß stark sein, nichts Trauriges aus mir herauslassen, aber was ist das eigentlich, wenn dadurch die Familie erst still und traurig wird? Aus der Scheu, sich offen mitzuteilen und dem falschverstandenen Stark-sein-Müssen, erwachsen Ehe- und Bezugsprobleme, Schuldgefühle, Verlustängste und Liebesentzug.“ Was sagte doch Marie Schlei: „Der Mensch soll dem Menschen zum Partner und nicht zum Wolf werden.“ In der Tat entwickeln sich bei Frauen mit Brustkrebs sehr viele zwischenmenschliche Probleme. Dr. H. Merkl/Bad Trissl sagt: „Brustkrebs ist der häufigste Krebs der Frau und keiner verhält sich wie der andere. Es gibt mindestens 16 verschiedene Arten und jede Patientin benötigt eigentlich ihre maßgeschneiderte Therapie und Zuwendung. Ich meine, daß die über 1.000 Betroffenen, die jeden Monat in unserem Land ihren Leidensweg gehen, weil sie die Amputation unter der Voraussetzung erleben, daß ein wichtiger Teil ihrer Weiblichkeit für immer reduziert ist, verstehen müssen, daß doch ihr Wesen, ihre Menschlichkeit als Frau durch den Eingriff nicht verändert werden. Frauen sind von der Natur mit einer Fülle wunderbarer Eigenschaften ausgestattet. Sie sind mit ihrer Kraft, ihrem Mut in den meisten Fällen den Männern überlegen. Die Frauen müssen den Verlust ihrer Brust als Preis für ihr Leben betrachten. Der Preis ist hoch, aber ist das Leben nicht wichtiger?“

Die Kränkung durch den Verlust macht zusätzlich krank, und die Seele gerät aus dem Gleichgewicht, wenn die als Beleidigung empfundene Reduzierung nicht offen ausgesprochen und damit verarbeitet wird. Die Ängste steigern sich, Schmerzen werden intensiver empfunden. Die Patientin macht sich zusätzlich krank. Ein tiefverwurzelter Erziehungsfehler nährt bei Frauen häufig die Verweigerung, Schmerzen und Verzweiflung freien Lauf zu lassen, wenn es sich um typisch weibliche Gegebenheiten handelt. Man spricht z. B. nicht über Periodenschmerzen, man verbeißt sie, man beherrscht sich, denn die männliche Umgebung darf schließlich nicht ahnen, daß die Tage belasten.

Bei den Angehörigen der mittleren und älteren Jahrgänge wurde sogar die Schwangerschaft, soweit das möglich war, verborgen und heroisch nahm man alle Beschwerden als typisch weibliches Problem hin. Nach der Geburt und allen damit verbundenen Schmerzen, präsentierte sich die junge Mutter möglichst frisch frisiert ihrem Ehemann.

Gott sei Dank hat sich in dieser Richtung eine Menge geändert. Es ist anzunehmen, daß eine Frau, die ihren Ehemann oder Lebensgefährten bei der Geburt eines Kindes an ihrer Seite hatte, die Schamwelle leichter überwindet und das Zähne-zusammenbeißen nicht mehr als eine Notwendigkeit erachtet, wenn es darum geht, sich mit der veränderten Symmetrie ihres Oberkörpers dem Lebenspartner zu zeigen. Wenn sich aber in einer derartigen Situation Befürchtungen und Ängste bemerkbar machen, die die bange Frage aufwerfen: Wird er mich noch mögen, können wir noch überhaupt noch intim beieinander sein . . .? und diese sich auf den Lebenspartner übertragen, vermag er nicht mehr spontan seine Frau zu umarmen. Die Vorstellung, daß der Lebenspartner sowieso dem „Wrack" gegenüber keine Zuwendung, sondern nur noch Abscheu entgegenbringt, ist in den meisten Fällen ein hausgemachtes Problem der betroffenen Frau. Sie verweigert sich, sie blockt ab und sie unterschätzt damit ihren Mann in seinen tatsächlichen Empfindungen. Er muß mit Beleidigung reagieren. Liebt er denn tatsächlich nur den makellosen Körper? Ist es denn nicht viel mehr, was zwei Menschen im Laufe der Jahre verbindet? Die absoluten „Busenfetischisten" in der Rolle des Ehemannes, sind mit Sicherheit sehr selten und dann – so hart das auch klingen mag – ist die Beziehung oberflächlich und in erster Linie von sexuellen Gesichtspunkten geprägt. Wenn ausschließlich ästhetische Vorstellungen die Grundlage einer Lebensgemeinschaft bilden, dann ist sie auf Sand gebaut.

„Laß Deine Prothese doch einfach weg", sagte der Ehemann von Gundula K., „wir brauchen zu zweit den Firlefanz ebenso wenig wie Lippenstift und Wimperntusche. Schließlich erträgst Du meine Glatze und meinen Bauch seit Jahren, als wäre alles so wie früher, als ich noch schlank und vom breiten Scheitel keine Rede war." Eine andere Patientin berichtet: „Als mein Mann die Narbe sah, zuckte es in seinem Gesicht vor Schmerz. Der Schmerz galt mir und nicht sich selbst, das spürte ich ganz genau, sonst hätte er mich nicht so sanft gestreichelt, wie ich es zuvor niemals erlebt hatte."

Frauen verfügen von Natur aus über eine Eigenschaft, die im positivsten Sinne als List zu bezeichnen ist. Eine kluge Frau sollte eigentlich wissen, wann und wie sie ihrem Mann verständlich macht, daß sie sich nach seiner Zärtlichkeit und Umarmung sehnt. Nicht er muß unbedingt den Anfang machen, wie es heute noch immer so häufig angenommen wird, sondern Sie, als kluge, mutige und liebende Frau können Voreingenommenheiten über Bord werfen. Ob Sie sich nun mit einem hübschen BH zeigen oder der optischen Realität ganz offen den Vorzug geben, richtet sich nach Ihrer persönlichen Situation, Ihrem Instinkt und Ihren Erfahrungen. Sie allein kennen Ihren Mann und wissen, wie belastbar er ist. Zeigen Sie ihm, daß Sie ihn begehren und erwarten Sie nicht, daß nur immer er seine Wünsche offen darlegt. Springen Sie über Ihren eigenen Schatten und vergessen Sie, um Ihrer seelischen Gesundheit und der Partnerschaft willen, alle eingefahrenen Verhaltensweisen. Sagen Sie sich ganz einfach, ohne neue Anregungen wird die Liebe in den meisten Fällen, im Verlauf der Zeit, zu einer wenig beglückenden Pflichtübung. Jeder Mann ist ebenso glücklich wie Sie, wenn er spürt, daß er begehrt wird. Nehmen Sie ihn bei der Hand und versuchen Sie, ein neues Liebesleben zu beginnen. Ihre Wärme, Zärtlichkeit und Hingabe sind viel mehr wert, als ein vollkommener Körper.

Stürzen Sie sich nicht hektisch in Ihre Hausfrauen- und Mutterpflichten. Versuchen Sie nicht, mit aller Energie und Opferbereitschaft das aufzuholen, was durch die Krankheit vernachlässigt wurde. Die Enttäuschung folgt zumeist auf dem Fuße und Ihr Körper reagiert mit Mißempfindungen und Schmerzen.

Hüten Sie Ihre körperlichen und seelischen Kräfte, bewahren Sie diese für die wirklich wichtigen Dinge auf. Diese sind z. B. Gespräche mit den Kindern. Sagen Sie ihnen, wie sehr Sie Hilfe und kleine Handreichungen benötigen, um schneller leistungsfähig und gesund zu werden. Teilen Sie die Arbeit und Aufgaben gerecht pro Tag oder pro Woche ein. Wenn Sie allgemeinhin Hilfe fordern, fühlt sich niemand so recht angesprochen und verantwortlich für das Einkaufen, den Abwasch, das Tischdekken etc.

Meiden Sie den Streß, der Ihre Krankheit begünstigte! Was nützt es Ihrer Familie, wenn Sie zwar eine Super-Hausfrau sind, dafür aber Ihre Lieben eine unzufriedene, abgehetzte Ehefrau und Mutter haben? Statt den Haushalt auf Hochgalnz zu polieren, machen Sie es zur regelmäßigen Pflicht, täglich spazierenzugehen. Jede Bewegung in frischer Luft und der Aufenthalt in der Natur schenkt Ihnen ein Stück Gesundheit und Wohlbefinden. Gönnen Sie sich Ihren ausreichenden Schlaf und wenn möglich eine Mittagsruhe. Nehmen Sie sich Zeit zur Körperpflege, sie bedeutet gleichzeitig ein wenig Seelenpflege.

Wenn Sie an Lymphstauungen am Arm leiden, die als Folge der Amputation und der Entfernung der Lymphdrüsen häufig auftreten, tragen Sie Blusen und Kleider mit langen, möglichst weiten Ärmeln. Bevorzugen Sie Kleidungsstücke, die lieber eine Nummer zu groß als zu klein sind. Sie wirken auf diese Weise optisch reizvoller und schlanker. Eine gutsitzende Prothese – es gibt eine Vielfalt von Ausführungen – ermöglicht Ihnen das Tragen modischer Kleidung, sogar eines gutsitzenden Badeanzuges.

Achten Sie bei Lymphstauungen darauf, daß Sie sich weder am Arm noch an der Hand verletzen. Weisen Sie den Arzt darauf hin, daß Sie an der Seite Ihrer Amputation weder eine Infusion, noch Spritzen in den Arm bekommen dürfen. Das Lymphödem könnte sich verschlimmern, sogar dadurch erst auftreten. Selbst das Bluthochdruckmessen sollte an diesem Arm unbedingt unterbleiben. Wärmeeinwirkungen aller Art, z. B. starke Sonnenbestrahlung, Rotlicht und Sauna, tun dem ohnehin stärker durchbluteten Arm ebenso weh, wie abrupte Bewegungen (Heben, Strecken, schweres Tragen). Halten Sie ein leichtes gymnastisches Übungsprogramm regelmäßig ein, so wie Sie es in der Klinik gelernt haben und verzichten Sie auf normale Massagen, sie erweisen sich als Gift für Ihren Arm.

Spezielle Lymphdrainagen und Pneumomassagen können durch regelmäßige Behandlung erreichen, daß die Lymphe abfließt. Sprechen Sie mit Ihrem Arzt und bitten Sie um Hinweise und Adressen. Bei der Frage einer Brustplastik muß zwischen Schönheit oder Gesundheit abgewogen werden. Außerdem spielt eine Rolle, wie schonend oder wie radikal die Operation ausgeführt wurde. Für einen Brustaufbau sollten der Brustmuskel und ein Teil des Brustgewebes erhalten geblieben sein. Die zuständigen Ärzte melden häufig Bedenken an, da durch einen oder weitere operative Eingriffe die Metastasenbildung begünstigt wird. Allgemein wird davon ausgegangen, daß eine Wiederaufbauplastik nicht vor Ablauf eines halben Jahres nach der Diagnosestellung und Operation vorgenommen werden soll.

In der Bundesrepublik Deutschland lassen nur sehr wenige Frauen eine Brustrekonstruktion vornehmen. Es ist erst in jüngster Zeit möglich geworden, eine Brust aus körpereigenem Gewebe, das meist dem Rücken entnommen wird, aufzubauen. Zu diesem Zweck wird ein Hautlappen mit Muskeln und Blutgefäßen gelöst, die Brustnarbe erneut geöffnet und der Hautlappen überpflanzt. Um der Brust eine natürliche Form zu geben, findet ein kleines Silikonkissen Verwendung. Seit etwa 20 Jahren arbeitet die Plastische Chirurgie mit dieser Methode, und es kam selten zu Beschwerden. Der Organismus umgibt nach einiger Zeit den Silikon-Fremdkörper mit einer bindegewebsartigen Kapsel, dadurch können gewisse Spannungsempfindungen auftreten. Der Brustaufbau erhält eine Brustwarze aus dem Warzenhof der gesunden Brust oder das Material dafür wird der Innenhaut des Oberschenkels entnommen. Die Kosten für die Brustrekonstruktion werden auf besonderen Antrag von der Krankenkasse bezahlt.

Versuchen Sie, Ihrer Körperhaltung verstärkte Aufmerksamkeit zu schenken. Ein aufrechter Gang hat immer etwas mit dem Seelenzustand, der körperlichen Ausgewogenheit, dem persönlichen Selbstbewußtsein zu tun. Nach der Brustoperation besteht die Neigung, eine Schulter höher als die andere zu ziehen, oder nach vornüber gebeugt zu gehen. Kontrollieren Sie Ihre Haltung vor dem Spiegel. Der einseitige Gewichtsverlust sollte ausgeglichen werden, um bleibende Haltungsschäden zu vermeiden. Eine der Natur nachempfundene Prothese, nicht etwa Watte oder andere Einlagen, hilft wesentlich dabei, die Körperhaltung zu verbessern.

Wenn Sie Ihre persönlichen Schwierigkeiten nicht in den Griff bekommen sollten, wenden Sie sich an eine Selbsthilfegruppe nach Krebs. Die Isolation des Menschen in unserer Zeit trifft schmerzlich, insbesondere bei chronischen Erkrankungen. Menschliche Zuwendung und Hilfsbereitschaft kommen in den seltensten Fällen von selbst auf. Entwickeln Sie Stück um Stück Ihre eigenen Initiativen, um Ihre persönliche Lage zu verbessern. Sie brauchen freundschaftliche Kontakte, wie das tägliche Brot, um wieder zu sich selbst und zu innerer Gelassenheit zu finden. Antriebslosigkeit und Passivität sind die denkbar schlechtesten Begleiter auf dem Wege zur Gesundung. Sie führen unweigerlich ins Leere und in die Unfähigkeit hinein, mit dem Krebs leben zu können.

Nach Unterleibs- bzw. Gebärmutterhalskrebs finden ebenfalls seelische Störungen, insbesondere bei jungen Frauen, ihre unterschiedlichen Ausdrucksformen. Nach der sogenannten Radikaloperation muß verständlicherweise der Wunsch nach dem eigenen Kind begraben werden. Außerdem glaubt eine große Zahl von Frauen, daß ihre intime Beziehung zum Lebenspartner durch die Operation gestört werden könnte. „Bin ich noch eine vollwertige Frau?" heißt auch hier die ängstliche Frage.

Nach dem Ausheilen der Operationswunden ist ein harmonisches sexuelles Zusammensein mit dem Partner möglich. Konflikte und Ängste sollten offen ausgesprochen werden, da viele Frauen, hervorgerufen durch die physische Veränderung annehmen, daß ihre normalen Empfindungen gestört sind. Auch Männer meinen, daß z. B. durch die Entfernung der weiblichen Geschlechtsorgane eine Veränderung des Gefühls und der erotischen-sexuellen Sphäre stattfinden muß. Um des angestrebten, befriedigenden Zusammenseins willen, bedarf es nach dem Eingriff der Geduld von beiden Seiten.

Zwar liegen die Heilungschancen bei Unterleibskrebs um ca. 75 %, bei Gebärmutterhalskrebs bei 90 %, aber der Eingriff und die evtl. notwendige Bestrahlung müssen verkraftet werden. Eine seelische Neuorientierung ist auch in diesem Fall die Grundlage für die Aufnahme des sogenannten „normalen" Lebens in der partnerschaftlichen Beziehung. Jedes Drängen ist von Übel, aber sehr, sehr viel Zärtlichkeit und Verständnis helfen dabei, die Beschwerden leichter zu überwinden und neuen Lebensmut zu schöpfen.

Mußten z. B. die Eierstöcke entfernt werden, gerät der Hormonhaushalt der Betroffenen vorzeitig ins Ungleichgewicht, und es treten Beschwerden auf, die normalerweise für den Zeitraum der Wechseljahre typisch sind. Diese können mit Hilfe von Medikamenten meistens recht gut beseitigt werden.

Ihre Gesamtsituation wird durch eine Anschlußheilbehandlung in einer Nachsorgeklinik oder in einem Sanatorium günstig beeinflußt. Meiden Sie nach dem Eingriff körperliche Anstrengungen, legen Sie Wert auf biologische Vollwertkost, ausreichenden Schlaf und viel Bewegung in frischer Luft. Gespräche mit dem Arzt Ihres Vertrauens, mit Frauen in ähnlicher Situation, mit psychologisch geschulten Fachkräften helfen Ihnen, Ihr Leben wieder positiv zu betrachten. Lassen Sie sich von trüben und zweifelnden Gedanken möglichst wenig beeinträchtigen. Sie sind und bleiben eine Frau, die durch das Erleben und Verarbeiten der Krankheit an menschlicher Ausstrahlung gewinnen kann.

XIV

Ungewöhnliche und Außenseitermethoden – Mistel, Organextrakte, Mineralstoffe, Hyperthermie, Interferon und Enzyme

Ungezählte Patienten kennen und nutzen Mistelpräparate, um der fortschreitenden Krankheit, insbesondere der Metastasenbildung zu begegnen, ihre allgemeinen Abwehrkräfte zu mobilisieren und ihr Wohlbefinden zu stärken. Unterschiedliche Präparate aus der immergrünen Schmarotzerpflanze, die in unserer heimischen Flora auf Tannen, Birken und einer Reihe von Obstbäumen anzutreffen ist, werden schon seit Jahrzehnten – und in jüngster Zeit verstärkt – in der Krebstherapie eingesetzt.

Im Jahre 1937 wurde die Mistel in der Münchener Medizinischen Wochenschrift als wirksame Hilfe bei Bluthochdruck diskutiert. Rudolf Steiner führte die Mistel bereits im Jahre 1920 in die Tumortherapie ein.

Inzwischen hat sich in der Praxis erwiesen, daß die Mistelpräparate tumorhemmend wirken und daß sie außerdem einen stimulierenden Einfluß auf die Abwehrkräfte des Krebspatienten ausüben. Die offizielle Schulmedizin steht den Mistel-Heilmitteln häufig ablehnend, zumindest aber zurückhaltend gegenüber und aus diesem Grunde wenden Patienten die Therapie sehr häufig heimlich an. Sie wagen es nicht, mit ihrem behandelnden Arzt darüber zu sprechen oder es der Klinik gegenüber zuzugeben, daß sie der Behandlung mit der Mistel eine spürbare Steigerung ihres persönlichen Wohlbefindens verdanken. Die allgemeinhin spürbare, strikte Ablehnung den Mistelpräparaten gegenüber, hat sich in den vergangenen Jahren eher in Richtung Toleranz bewegt. Das geschieht allerdings häufig mit dem erklärenden Unterton, daß die Misteltherapie zwar nicht „hilft", aber auch nicht „schaden" kann.

Eine offizielle Aussage in dieser Richtung stammt von Prof. Dr. C. G. Schmidt/Westdeutsches Tumorzentrum Essen. Er sagt: „Wenn eine Substanz wie Mistel-Extrakt seit über 30 Jahren gegeben wird, aber bisher kein echter nachweisbarer und reproduzierbarer Erfolg erkennbar ist, so bedarf es eigentlich keiner weiteren Diskussion. Aber diese Substanz ist nicht gefährlich und wenn diese zusätzlich zur ärztlichen Behandlung angewendet wird, dann sind wir doch etwas großzügiger."

Mit dieser Aussage liegt bereits der Dreh- und Angelpunkt unterschiedlicher Außenseitermethoden offen. Die offizielle Schulmedizin benötigt klare Fakten, international und national anerkannte, unverrückbare Wirksamkeitsnachweise, aber das subjektive Empfinden einer großen Anzahl von Krebspatienten, denen es nachweisbar besser geht, erscheint gegenüber der „Meßlatte" der Schulmedizin von geringer Überzeugungskraft. Inzwischen haben eine Reihe von Studien versucht, wissenschaftlich untermauerte Nachweise in bezug auf die Mistel-Therapie zu erbringen. Sehr häufig wird im Anschluß daran von Seiten der Schulmedizin von „methodischen Mängeln" gesprochen, die das positive Ergebnis schmälern. Eine Studie in Wien, die bei 547 Brustkrebs-Patientinnen stattfand, ergab, daß diejenigen, die mit Mistel-Präparaten versorgt wurden, entscheidend besser abschnitten, als Patientinnen, deren Behandlungsfahrplan nach der Operation ausschließlich auf Medikamente und schulmedizinische Verfahren ausgerichtet wurde. Mistel-Präparate werden heute keineswegs nur von den Anhängern der sogenannten „anthroposophischen Medizin und Denkweise" verwendet. Die Behandlung mit Mistel-Extrakten fand Zugang in alle Bevölkerungsschichten.

Dr. Veronika Carstens, Gattin des Alt-Bundespräsidenten, gibt zwar eindeutig zu bedenken, daß Stahl und Strahl in der Krebstherapie unverzichtbar sind, aber sie fragt zu Recht: „Was geschieht danach? Reichen bloß die Kontroll-Untersuchungen zur Erkennung von Metastasen wirklich auch aus? Selbst Schulmediziner zweifeln daran." Dr. Veronika Carstens fährt fort: „Hier haben Ernährungsumstellung, Enzympräparate und die vieldiskutierte Mistel-Therapie ihren Platz. Auch wenn sie nicht zur Heilung führen, so können sie den Verlauf der Krankheit doch ganz erheblich bremsen und ihn viel sanfter gestalten." Dr. Veronika Carstens, die Gründerin der „Gemeinnützigen Stiftung zur Förderung der Erfahrungsheilkunde" hat aufgrund ihrer Äußerungen einige Seitenhiebe von Anhängern der Schulmedizin einstecken müssen, deren Vertreter ihr sogar unterstellten, daß sie das Hohe Amt ihres Mannes und ihre eigene Position „auszunützen" verstünde, um derartige Meinungen, die ja schließlich nicht als „abgesichert" anzusehen sind, offiziell zu vertreten. Angesichts dieser unguten Auseinandersetzung sei die Frage erlaubt: Wer steht im Mittelpunkt, der Mensch mit einem schweren Leiden, dessen Lebensqualität es dringend zu verbessern gilt oder der Hochmut von Medizinern, die ihre Skepsis gegenüber Naturheilmitteln beibehalten, koste es, was es wolle. Die Mistel wird seit Alters her als geheimnisvolle Zauberpflanze betrachtet. So brachten ihr z. B. die keltischen Priester, die Druiden, größte Verehrung entgegen. Paulinus d. Ä. schreibt: „Nichts haben die Druiden, was ihnen heiliger wäre, als die Mistel und der Baum, worauf sie wächst." Einer alten Überlieferung zufolge, wurde am 6. Tag nach Neumond in den heiligen Nächten das Mistel-Fest gefeiert. In wallenden weißen Gewändern schnitten Eingeweihte mit goldenen Sicheln die Pflanze und nur die Druiden besaßen das Recht, sich ihrer heilenden Kräfte zu bedienen. Die Mistel erhielt die Bezeichnung „Osminia Sanantem" – „Die alles Heilende". Aus England stammt der Brauch, vergoldete Mistelzweige zum Weihnachtsfest über den Türen anzubringen und im Thüringischen Land war es früher Sitte, Mistel-Kronen am Palmsonntag über den Kirchentüren aufzuhängen.

Die geheimnisvolle Schmarotzerpflanze dringt mit Hilfe ihrer Wurzeln und eines holz- und rindenauflösenden Saftes in den Ast des befallenen Baumes ein und entzieht ihm Wasser und gelöste Nährstoffe. Entgegen aller Gesetze der Schwerkraft entwickelt sich die Mistel nicht mit den Wurzeln nach unten und mit Stamm, Ästen, Blättern und Blüten nach oben, sondern sie wächst schwerelos und sie sucht sich nach ihren eigenen, unerklärbaren Gesetzen, ihren Wirts-Baum aus. Die Mistel bildet eine knäuelähnliche Form, deren Durchmesser bis zu einem Meter und mehr annehmen kann. Es gibt keinen Zweifel daran, daß die Mistel nur auf Bäumen anzutreffen ist, die auch eine Geschwulst aufweisen. Zweifelhaft dagegen bleibt bislang, ob sich die Mistel Bäume aussucht, die zur Geschwulstbildung neigen oder ob sie diese etwa fördert. Es wurde herausgefunden, daß eine künstlich angesamte Mistel abstirbt, wenn ihr Wirts-Baum keine Tendenz zur Geschwulstbildung aufweist. Es wird davon ausgegangen, daß sich die Pflanze von sich aus nur dort ansamt, wo der Baum als „mistelfreundlich" gelten kann. Die Schmarotzerpflanze nimmt den Platz ein, der für eine abartige Wachstumsveränderung vorbestimmt ist. Dort soll sie die krebsige Wucherung unterbinden oder hemmen und zu einer Lebensverlängerung des Baumes beitragen. Die geheimnisvolle Mistel wird seit Menschengedenken zur Behandlung von Geschwüren benutzt. P. A. Matthiolios und Hieronymus Bock berichteten im Jahre 1552 und 1583: „Verzehret die Ohrmutzel und allerley Geschwulst." Und 1679 schreibt Adamo Lonicero: „Vertreibet Schwindel und Geschwür." Ein altes Sprichwort sagt: „Nach Gottes Walten, der Erde entrückt, zum Heile der Alten, ist die Mistel geschickt."

Wenn Sie sich, liebe Leser, nicht auskennen, sich aber für ein Mistel-Präparat entscheiden wollen, sollten Sie auf alle Fälle mit einem Arzt sprechen, der diesen Extrakten gegenüber positiv eingestellt ist. Hören Sie sich bei Betroffenen und vor allem in Selbsthilfegruppen um, es werden Ihnen dort mit Sicherheit Adressen, an die Sie sich wenden können, weiterempfohlen. Außerdem geben Apotheker und die Hersteller von Mistel-Extrakten auf Anfrage Auskunft, welche Sorte speziell für Sie geeignet ist und welches Injektionsschema Sie bevorzugen sollten. Es ist in jedem Falle ratsam, daß Sie sich vor dem Beginn einer geplanten Mistel-Therapie vom Arzt untersuchen lassen und während der Behandlung unter seiner Kontrolle bleiben. Die Technik des Spritzens erlernen Sie entweder selbst, oder – wenn Ihnen das nicht möglich sein sollte – kann ein Angehöriger diese Aufgabe übernehmen. Sie sind auf diese Weise vom Arzt unabhängig und sie haben auch nicht ständig das Empfinden, krank zu sein. Ausgesprochen wohltuend erweist sich das Empfinden, selbst und aktiv etwas für das körperliche Wohlergehen tun zu können.

Als Folge der Misteltherapie berichten Patienten sehr häufig von einer generellen, positiven Veränderung ihres körperlichen Zustandes. Es handelt sich dabei um die deutliche Verbesserung des Schlafes, der Verdauungsfunktionen und des Wärmehaushaltes. Die seelischen Auswirkungen der Mistel-Behandlung zeigen sich in einer zuversichtlichen Lebenseinstellung. Depressionen nehmen ab und das Interesse an der

Umwelt wächst. Die Injektionen sollten möglichst am Morgen erfolgen, so daß nach der Spritze eine Stunde Bettruhe eingehalten werden kann. Sollte der Tag mit Arbeit und frühzeitigen Terminen ausgelastet sein, spritzen Sie z. B. das Mistel-Präparat ein bis zwei Stunden vor dem Aufstehen. Stellen sich erhoffte Besserungen nicht so zügig ein, wie Sie es sich wünschen, kommt es sogar zu Rückfällen, geben Sie nicht vorschnell und enttäuscht auf. Was sich innerhalb von Jahren in Ihrem Körper an Stoffwechselschäden und anderen physischen und psychischen Störungen entwickelte und sich als Resultat dieser Fehlsteuerung in der Geschwulst bemerkbar machte, ist manchmal erst im Laufe der Zeit und mit Geduld zu überwinden. Eine wirksame Mistelbehandlung bewirkt außerdem begleitende Maßnahmen durch die Änderung ihrer Lebensgewohnheiten. Die anthroposophische Medizin empfiehlt eine Ernährungsumstellung, den weitgehenden Verzicht auf Alkohol und Nikotin und viel Bewegung in frischer Luft und sportliche Betätigung, je nach den individuellen Gegebenheiten. Rudolf Steiner fügte u. a. die künstlerische Therapie, das Malen, Musizieren, Modellieren und die Sprachgestaltung in sein Konzept der Krebsbehandlung ein. Er wurde gerade deshalb zu seiner Zeit nicht ernst genommen. Heute ist bekannt, wie hilfreich der Anstoß zu kreativer Beschäftigung für den krebskranken Menschen sein kann, weil nicht nur der Körper, sondern auch die Seele und das Gemüt in den Gesundungsprozeß einbezogen werden.

Der Wunsch nach einer natürlichen Lebensweise, nach biologischen Heilmitteln und der gesamten Medizin, ist überall zu hören. Dr. F. Vester, Krebsexperte und Leiter der Studiengruppe „Biologie und Umwelt/München", erklärte, daß es für ihn unverständlich sei, warum Forschungsgelder nur für „hochschädigende" Medikamente (Chemotherapeutika) bewilligt werden, dagegen aber nicht für Mistel-Präparate, die zahllosen Menschen geholfen haben und nicht toxisch wirken. Prof. Dr. H. Begemann sagte im Jahre 1982, als er noch Chefarzt des Städtischen Krankenhauses München-Schwabing war, im Hinblick auf die Mistel-Therapie: „Sie bewirkt keine Wunder, aber sie hat schon erstaunliche Ergebnisse gehabt." Über die krebshemmende Substanz, veröffentlichte Prof. Dr. Joachim Hornung/Freie Universität Berlin, einige Arbeiten aufgrund von ca.

20 Vergleichsstudien aus sieben verschiedenen Tumor-Zentren. Es wurden Patienten mit Bronchial-, Leber-, Magen-, Darm- und Blasenkarzinomen, sowie Gebärmutter-, Eierstocks- und Brustkrebs unmittelbar nach der Operation erfaßt und im Rahmen der Vorbeugung von Tochtergeschwülsten behandelt. In allen Untersuchungsfällen wurden Vergleichsgruppen gebildet, um ein Spektrum methodischer Ansätze anzubieten. Prof. Dr. Hornung stellte nach Abschluß seiner Studien fest: „Die mit Mistel-Präparaten behandelten Patienten lebten durchschnittlich länger, als diejenigen, die nicht oder anders behandelt wurden." Prof. Dr. Hornung sagte weiterhin: „Die Mistel zaubert den Krebs nicht fort, aber die Patienten fühlen sich gut, leben länger, werden oft wieder arbeitsfähig und brauchen im Endstadium kaum Schmerzmittel."

Aus der Mistel konnten von Dr. F. Vester bestimmte Protein-Substanzen (Eiweißstoffe) isoliert werden, die bereits in kleinen Mengen krebshemmend wirken, aber nicht giftig sind. Diese krebshemmende Wirkung wurde in Tierversuchen und Zellkulturen nachgewiesen. Sie beruht offensichtlich auf einer tumor-spezifischen Hemmung der RNA- und DNA-Synthese. Die Mistel enthält außerdem sogenannte „Lektine, Alkaloide und Arginine". Dem Protein allein wird die krebshemmende Wirkung nicht zugeordnet, denn ein Gramm Gesamt-Frisch-Preßsaft von der Mistelpflanze konnte im Tierversuch höhere krebshemmende Erfolge erzielen, als das daraus gewonnene reine Protein. Prof. Hornung folgert daraus, daß die Mistel noch weitere krebshemmende Stoffe enthält und er führt dazu aus: „Wenn ich die vorliegende Literatur zusammenfasse, so komme ich bei vorsichtiger Schätzung zu folgendem Ergebnis: Eine Verlängerung der Lebenserwartung durch die Mistel ist mit einem hohen Grad an Wahrscheinlichkeit anzunehmen. Hinzu kommt die immer wieder beschriebene Verbesserung der Lebensqualität des Patienten. Daraus ergibt sich, daß der Mistel-Therapie große Aufmerksamkeit geschenkt werden sollte."

Wie soll es weitergehen, ohne Forschungsmittel, ohne echtes Engagement der Schulmedizin?

Ein Kardinalproblem bedeutet, daß aus anthroposophisch-orientierten Kliniken keine vergleichenden Studien zu erwarten sind, weil dort jedem Patienten das Mistel-Präparat angeboten

wird. In den schulmedizinisch ausgerichteten Krankenhäusern und Tumor-Stationen stößt die Mistel-Behandlung weiterhin auf Ablehnung, die häufig so weit führt, daß eine ernsthafte Auseinandersetzung mit der Substanz der Mühe erst gar nicht wert ist. Man hält sich eben weiterhin stur an die These: Die Wirksamkeit der Mistel ist schließlich nicht wissenschaftlich bewiesen, blockt damit kurzerhand ab und verharrt bei Bewährtem. Man hält sich weiterhin an die üblichen Zytostatika in der Vorbeugung und Abwehr von Tochtergeschwülsten. Diese greifen, wie bereits bekannt, sowohl Krebszellen als auch gesundes Gewebe an und sie besitzen – im Gegensatz zu den Mistel-Extrakten – keine immunstimulierende, sondern eine immunsubpressive Wirkung. Prof. Dr. Joachim Hornung spricht aus, was jeder normale und logisch denkende Mensch empfindet: „Eine groteske Situation, vermutlich zum Schaden der Patienten."
Prof. Dr. Albert Landsberger/Heidelberg, Gründungsmitglied und Präsident der seit dem Jahre 1982 etablierten „Gesellschaft für Biologische Krebsabwehr e. V.", fordert engagiert die aktive Krebsnachsorge. Seiner Auffassung nach besteht sie darin, eine sofortige Nachbehandlung aller Krebskranken unmittelbar nach der Operation mit abwehrstärkenden Mitteln anzugehen. Prof. Landsberger sagt, daß gerade bei jedem Krebspatienten die biologischen Mittel während einer Bestrahlung und/oder Chemotherapie von unschätzbarem Nutzen sind, weil sie die Nebenwirkungen mildern. Er ist weiterhin der Auffassung, daß biologische Begleitmaßnahmen auch im fortgeschrittenen Stadium der Krankheit die Lebensqualität deutlich verbessern und einen „menschlich-therapeutischen Fortschritt" beinhalten. Prof. Landsberger fordert: „Wir müssen endgültig von der abwartenden, passiven zu einer aktiven Krebsnachsorge kommen."

Findet endlich ein Brückenschlag zwischen schulmedizinisch erstarrten Denkweisen und solchen Ärzten statt, die biologische zusätzliche Therapien erforschen, fördern und anwenden wollen? Es handelt sich bei den verantwortlichen Mitgliedern der Gesellschaft für Biologische Krebsabwehr keineswegs um „Außenseiter, Paramediziner und Scharlatane". Im Gegenteil, diese neugegründete Gesellschaft will in enger Anlehnung an die Schulmedizin längst überfällige Wege beschreiten. Die Frage ist nur, ob dieses vielversprechende Angebot auf fruchtbaren Boden fällt. Auf einer Pressekonferenz zum einjährigen Bestehen der Gesellschaft für Biologische Krebsabwehr e. V. im November 1983 kam deutlich zum Ausdruck, daß die Erforschung alternativer Methoden zur Krebsbekämpfung von offizieller Seite, auch von der Deutschen Krebshilfe, nicht gefördert wird und daß auch in Zukunft keine Förderung zu erwarten ist. Dazu schreibt die „Ärztliche Praxis 55/83“: „Diese Außenseitermethoden fallen bisher zwischen sämtliche Stühle der Forschungsförderung. Trotz dieses bedauerlichen Mißstandes will die Gesellschaft für Biologische Krebsabwehr versuchen, den Stillstand und die Hoffnungslosigkeit in der etablierten Krebsbehandlung mutig zu durchbrechen.“

Dr. Dr. Hager, Vize-Präsident der Gesellschaft, sagte: „Erste klinische Erfahrungen liegen bereits vor mit der Thymus-, Zell- und Mistel-Therapie, ebenso mit der Überwärmungstherapie. Hohe Erwartungen werden in die Vitamin- und Enzym-, sowie in die Sauerstoff-Mehrschritt-Therapie gesetzt.“

Die Arbeit der Gesellschaft wird durch freiwillige Spenden gefördert und finanziert. So spendete z. B. der Kammersänger Rudolf Schock eine Gage von 20 000,– DM, kurz nachdem er seine Tochter Isolde durch ein Krebsleiden verloren hatte. Rudolf Schock sah seine Tochter drei Jahre lang leiden, die Bestrahlungen blieben wirkungslos. Erst eine von Prof. Dr. Landsberger empfohlene Behandlung brachte Linderung, aber da war es bereits zu spät.

Rudolf Schocks Wunsch ist es, daß sich die Gesellschaft dafür einsetzt, daß biologische Medikamente von den Krankenkassen ersetzt werden, damit immer mehr Betroffenen geholfen werden kann. (Er steht mit diesem Wunsch sicher nicht allein.)

Jeder kann dazu beitragen, daß neue Wege beschritten werden. Die Gesellschaft für Biologische Krebsabwehr steht jedem offen, er kann Mitglied werden und im Förderkreis mithelfen, daß durch zusätzliche biologische Heilmethoden keine noch so geringe Chance ungenutzt bleibt, um den Kranken und Gefährdeten zu helfen. Die Adresse finden Sie im Anhang.

Der Vorstand der Gesellschaft für Biologische Krebsabwehr e. V. weist darauf hin, daß freiwillige Helfer und Institutionen mit Freuden aufgenommen werden, soweit sie sich deckungsgleich im Rahmen der satzungsgemäßen Ziele bewegen.

Die Organ-Extrakte

Eine weitere wichtige Möglichkeit der gezielten, biologischen Krebsabwehr kann die Behandlung mit Organ-Extrakten anbieten. Diese Therapie hielt als sogenannte „Frischzellen-Therapie nach Prof. Dr. Niehans" ihren Einzug in Sanatorien, Kliniken und Arztpraxen. Zelltherapie ist absolut nicht gleich Zelltherapie – es gibt inzwischen eine Fülle von unterschiedlichen Methoden und Angeboten. Allgemeinhin erfreut sich die Zelltherapie steigender Beliebtheit, obwohl sie sich wegen des Vorwurfs, es sei sehr häufig ein verstärktes finanzielles Engagement im Spiel (und nicht nur deshalb) eine Menge von Gegnern in den Reihen der Schulmediziner schuf. Die Behandlung mit Zell- oder Organ-Extrakten wird grob zwischen Frisch- und Trockenzellen unterschieden, die aus Embryonal-Zellen ungeborener Schafe gewonnen werden. Die klassischen Anwendungsgebiete sind verschiedene Arten von Organschwäche, hervorgerufen durch den natürlichen Alterungsprozeß und eine wirksame Reaktivierung oder Revitalisierung, die speziell auf bestimmte Organe ausgerichtet ist. Aus diesem Grunde werden die tierischen Zell-Extrakte des betreffenden Organs gespritzt, die beim Patienten behandelt werden sollen. Einen besonderen Vorzug genießen dabei die Zell-Extrakte der Placenta, der Thymus- und Keimdrüsen.

Im Hinblick auf die Immunstimulierung bei Krebs werden vorrangig die Thymusdrüse, die Milz, die Leber und das Knochenmark in ihrer Abwehrfähigkeit unterstützt. Ein funktionsfähiges Immunsystem besitzt die Möglichkeit, Krebszellen als körperfremd zu erkennen und diese durch Anti-Tumor-Anti-Körper anzugreifen. Das gleiche System gilt für intakte sogenannte Killer-Zellen und T-Lymphozyten. Die Stärkung der Abwehrfähigkeit des Körpers geschieht durch „Biological Response Modifiers", d. h. durch die zytoplasmatische Therapie, z. B. nach Prof. Karl Theurer. Sie besteht darin, daß bestimmte aus tierischen Organzellen gewonnen wurden, das körpereigene Abwehrsystem nach und nach neu beleben und ausbalancieren. Im Tierversuch wurde überzeugend dargestellt, daß diese das Krebswachstum hemmen oder sogar eine Rückbildung des Tumors in 60–80 % der Fälle erreichen können.

In der „Deutschen Medizinischen Wochenschrift" sprach Prof. Dr. P. G. Waser/Pharmakologisches Institut der Universität Würzburg 1981 folgendes aus: „Der Nachweis für einen therapeutischen Erfolg der Zelltherapie ist bis jetzt in klinischen Versuchen nach der für Medikamente gebräuchlichen Anforderung nicht geführt worden." In Prof. Dr. Wasers Augen handelt es sich bei den nicht zu leugnenden, positiven Wirkungen der Zell- und Organtherapie schlicht um „Einbildungen", und er sagt mit einem deutlichen Seitenhieb in die Richtung seiner frischzellenfreundlichen Kollegen: „Der ärztlichen Tätigkeit wird durch solche unkritischen und gefährlichen paramedizinischen Therapieformen trotz der euphemischen Begriffe ‚ganzheitliches Naturverfahren' großer Schaden zugefügt."

Dem gegenüber schreibt die Zeitschrift „selecta" 43/83: „Patienten mit Plasmazytomen im fortgeschrittenen Stadium IIIa, profitieren besonders von einer Therapie mit einem Thymuspräparat. Gesamteiweiß und Blutbild normalisieren sich. Die Knochenherde waren bei einem hohen Prozentsatz bereits in sechs bis zwölf Wochen behoben. Die Überlebensraten liegen weit über der internationalen Statistik von sechs Monaten."

Diesen beiden Meinungen ist wohl wenig hinzuzufügen, aber die Frage steht im Raum: Soll etwa darum, weil der klinische Nachweis abgesichert durch Doppelblind-Versuche noch nicht vorliegt, dem Patienten diese Therapie ausgeredet oder verweigert werden? Grenzt es nicht an Hochmut, wenn erst den Anhängern der strengen Schulmedizin aussagefähige Beweise um ihr Podest gestapelt werden müssen, bis sie endlich Ja zu einer ganzheitlichen Behandlungsmöglichkeit sagen, die dem Krebspatienten hilft, mit seiner Krankheit in besserer Qualität zu leben?

Wie sagte doch so deutlich Prof. Dr. Horst Bourmer/Köln, Vorsitzender des Hartmann-Bundes, einer konservativen ärztlichen Standesorganisation: „Die arzneistabilisierte Gesellschaft, die nicht mehr bereit ist, die Ursachen der Erkrankungen zu bekämpfen, sondern nur noch die Erscheinungsbilder ... ist kein Horrorbild der Zukunft, sondern heute schon soziale Wirklichkeit."

Es liegt an Ihnen, liebe Leser, sich nicht stillschweigend mit der Situation abzufinden.

Die Mineralstoffe

Eine weitere Möglichkeit der Stärkung der Abwehrkräfte bei Krebs wird über ein ausgewogenes Mineralstoffangebot erreicht. Über den Mineralstoffhaushalt weiß ein Durchschnittsbürger, selbst der Arzt, in den meisten Fällen viel zuwenig. Die menschliche Gesundheit, ein intaktes Abwehrsystem und die Überwindung von Krankheiten und Zivilisationsschäden ist zu einem großen Teil von der ordnungsgemäßen Konzentration der Mineralsalze und Spurenelemente im Körper abhängig. Wie ist nun das Immunsystem zu stärken und wieder zu stabilisieren? Es gilt heute als gesichertes Wissen, daß z. B. bei Magenkrebs ein auffälliger Magnesiummangel festgestellt wird. Dieser trifft für Menschen zu, die in magnesiumarmen Gegenden (Böden und Gewässer) leben und der Magenkrebs wird dort gehäuft beobachtet.

Dem Magnesium und dem Kalzium – soweit sie ausreichend im Organismus vorhanden sind – wird die Eigenschaft zugeschrieben, gezielt entartetes und körperfremdes Zellmaterial zu vernichten. Die Steuerung und Erhaltung einer natürlichen Abwehrfähigkeit gelingt der menschlichen Thymusdrüse nur, wenn ihr u. a. der Mineralstoff Zink ausreichend zur Verfügung steht. Diese wichtige, dicht hinter dem Brustbein liegende Drüse, wird im Verlauf des menschlichen Lebens nach und nach abgebaut. Die Thymusdrüse nimmt außerdem durch Infektionen, verschiedene Krankheiten und Erschöpfungszustände rasch an Gewicht ab. Die Marksubstanz der Thymusdrüse schwindet im Erwachsenenalter, während ihre Rindenschicht normalerweise bis zum Lebensende des Menschen erhalten und funktionstüchtig bleibt. Fehlen der Thymusdrüse essentielle Nähr- und Zusatzstoffe, bedingt durch einseitige Kost und medizinische Behandlungsmethoden, kommt es zur Entgleisung und damit zur Schwächung der allgemeinen Abwehrlage. Das Spurenelement Zink, wie auch andere lebenswichtige Substanzen, wird vermutlich durch den Gebrauch der Anti-Baby-Pille, durch die Einnahme von Antibiotika und den Mißbrauch von Abführmitteln im Körper nicht ordnungsgemäß genutzt oder auch ausgeschieden. Das gleiche trifft neben Magnesium, Kalzium und Zink auch auf die Mineralstoffe Eisen und Kupfer zu. Sie gehören ebenfalls – als notwendige Unterstützer – in das intakte Abwehrprogramm des Organismus. Es ist viel zuwenig bekannt, daß diese Stoffe miteinander, d. h. synergetisch wirksam und aufeinander angewiesen sind. Wenn z. B. eine Substanz fehlt oder alle nur unzulänglich vorhanden sind, kann es zu empfindlichen Störungen des sogenannten Mineralstoff-Profils kommen.

In jüngster Zeit haben sich einige Ärzte auf diesem wichtigen Gebiet Kenntnisse angeeignet und spezialisiert. Sprechen Sie mit Ihrem Hausarzt, was Sie für Ihren Mineralstoffhaushalt tun können oder lassen Sie sich einen Kollegen nennen, der Ihren Mineralstoff-Status bestimmt. Einschlägige Präparate, die wohldosiert Mineralstoffe und Spurenelemente enthalten, finden Sie in Ihrer Apotheke.

Die Hyperthermie

Ein weiteres wichtiges Angebot der ganzheitlichen Krebsbehandlung ist die Hyperthermie. Mit hohen Temperaturen – so weiß man – können bösartige Zellen vernichtet werden. Es gab bereits eine Fülle von Überlegungen, die davon ausgingen, daß Menschen, die nie Fieber haben, öfter an Krebs erkranken und solche, die häufig Fieberperioden durchzustehen hatten, gegen den Krebs besondere Abwehrkräfte entwickelten. Die Hyper- oder Überwärmungstherapie umgab vor nicht allzulanger Zeit eine engagiert geführte Diskussion. Begriffe wie „Mysterienspiel", „Glaubensbekenntnis" wurden in diesem Zusammenhang laut. Manfred von Ardenne gab im deutsch-sprachigen Raum eine bedeutende Zahl von Anregungen für diese Art der Behandlung weiter. Durch seinen nimmermüden Antrieb erhielt die Überwärmungstherapie neuen Auftrieb. Inzwischen haben Forschungsergebnisse eindeutig gezeigt, daß die unterschiedlichen Auswirkungen der Strahlen- und Chemotherapie durch eine anschließend durchgeführte Überwärmung des tumorbelasteten Gewebes positiv verstärkt werden können. Findet z. B. im Anschluß an die Bestrahlung eine Überwärmung des gesamten Körpers oder von Teilbereichen auf 40–42 Grad statt, so kann die Wirkung potentiiert werden.

Die Überwärmungstherapie muß allerdings so ausgeklügelt und exakt angewendet werden, daß tatsächlich nur tumorkrankes Gewebe von der Erhitzung betroffen wird, sonst sterben im Umkreis des Tumors auch gesunde Zellen ab. In diesem Zusammenhang wird von der „selektiven Überwärmung" gesprochen. Es gibt sowohl die Ganzkörperüberwärmung, als auch die lokale Hyperthermie. Letztere findet in erster Linie bei geschwächten Krebspatienten mit einem schlechten Allgemeinzustand Anwendung, um ihnen große Belastungen durch die anstrengende Überhitzung zu ersparen. Bislang gibt es kaum zuverlässige technische Möglichkeiten dafür, daß allein der Tumor gezielt erhitzt und bei gleichbleibender Temperatur gehalten werden kann. Auch die exakte Temperaturmessung im Tumorgebiet bereitet Schwierigkeiten. Sie ist darum so wichtig, weil bereits Schwankungen von einem Grad Celsius sehr unterschiedliche Wirkungen im sensiblen Tumorgeschehen hervorrufen können. Was geschieht bei der Überwärmungstherapie mit der Krebsgeschwulst? Durch eine Aufheizung auf 42–45 Grad Celsius tritt beinahe umgehend eine erstaunliche Wirkung ein. Das Tumorgewebe schmilzt im wahrsten Sinne des Wortes. Die Überwärmungstherapie bewährte sich vor allen Dingen in den schwierigen Situationen, wenn z. B. die Geschwulst auf herkömmliche Behandlungsmethoden nicht mehr oder sehr zögernd reagiert. So kann mit der Hyperthermie gerade Patienten geholfen werden, deren Krebsleiden bereits fortgeschritten ist. Diese palliative Behandlungsmöglichkeit kann Schmerzen lindern und das Krankheitsgeschehen wird für den Betroffenen im allgemeinen erträglicher. Klinische Studien sind in den vergangenen Jahren in erster Linie als Kombinationstherapie, d. h. Strahlenbehandlung in Verbindung mit der Hyperthermie veröffentlicht worden. Man beschränkte sich dabei auf Tumore im Hals-Kopf-Bereich, auf Hautkrebs und bestimmte Weichteilkarzinome. Die Überwärmungstherapie zeigt bei tieferliegenden Geschwulsterkrankungen, wegen technischer Schwierigkeiten, einige unübersehbare Mängel auf.

Die Experten sind sich darüber einig, daß die Erfolge dann besonders eindrucksvoll sind, „je größer die Geschwulst ist". Weitere Studien befassen sich mit der Wirkung der Überwärmungstherapie auf den Dickdarm-, Lungen- und Kehlkopfkrebs. Von offizieller Seite werden bei allen Bedenken und der Einschränkung, daß die Hyperthermie ohne die herkömmliche Bestrahlung selten überzeugende Erfolge aufweist, gute Chancen eingeräumt. „Eine vielversprechende, experimentelle Möglichkeit, die derzeit in den großen Krebszentren weltweit auf ihre Tauglichkeit abgeklopft wird." Einige Stimmen aus Amerika klingen sehr ermutigend. So scheint es im Bereich des Möglichen zu liegen, daß die Hyperthermie als „Routineverfahren" in die Behandlung sogenannter „strahlenresistenter Geschwulst-
erkrankungen" offiziell in absehbarer Zeit eingeführt werden kann.

Das Interferon

Schlagzeilen machte in den vergangenen Jahren das Interferon. In jüngster Zeit wurde es um das als „Wundermittel" gegen den Krebs beschriebene Präparat merklich ruhiger. Es ist bis heute unklar, was das Interferon zu leisten vermag und welchen Stellenwert es tatsächlich als begleitende Therapie innerhalb des Krebsgeschehens in naher Zukunft einnehmen wird. In der Zwischenzeit wurde geklärt, daß es sich bei Interferon nicht um einen einzigen, körpereigenen Impfstoff handelt, sondern es konnte das Alpha-Interferon, einige Beta- und das Gamma-Interferon gefunden und von diesen verschiedenen Gruppen weitere Reinsubstanzen isoliert werden. Bislang blieben überzeugende Erfolge in der Krebsbehandlung aus, obwohl es noch gar nicht sehr lange zurückliegt, daß Krebskranke und deren Angehörige hohe Summen dafür boten, um nur einige Ampullen des Wirkstoffes zu erhalten. Die bittere Enttäuschung darüber, daß es sich dabei offensichtlich oftmals um verunreinigte, verdünnte Substanzen handelte, die unter der Hand zu Höchstpreisen verkauft wurden, hat sich nach und nach herumgesprochen. Nach der Behandlung mit Interferon reagierten die Patienten mit unterschiedlichen Mißempfindungen. Sie klagten z. B. über Fieber und Schüttelfrost, über Kopfschmerzen, Geschmacksveränderungen und allgemeine Empfindungen der Verwirrtheit. Es wird heute angenommen, daß die Substanz Interferon Nebenwirkungen hervorrufen kann, vor allem, wenn sie höher dosiert Anwendung findet. In diesem Falle gleichen die Nebenwirkungen denen, die das offensichtlich verunreinigte Interferon bei Patienten erzeugte. Es gibt einige klinische Studien über die Wirkungsweise des Interferons im Hinblick auf die unterschiedlichen Krebserkrankungen. Sie werden im Resultat vorwiegend als negativ bezeichnet. Eine schwedische Studie ließ neue Hoffnungen aufflackern, da bei Patienten mit Knochenkrebs die Behandlung mit Interferon offensichtlich günstige Wirkungen zeigte. Alles in allem bleibt abzuwarten, wie die natürliche Substanz, die normalerweise in den Zellen des menschlichen Körpers aufgebaut wird, um mit Eindringlingen (z. B. mit Viren) fertigzuwerden, in den zukünftigen Behandlungen des Krebses ihren Platz finden wird. Es bleibt ebenso offen, ob das Interferon in bezug auf die Krebsbekämpfung ein zu hohes Maß an unberechtigten Hoffnungen weckt. Es geht heute grundsätzlich darum, Verunreinigungen und Rückstände, die bei der Isolierung geschehen, zu verhindern und weitere gentechnologische Prüfungs- und Forschungsergebnisse abzuwarten.

Die Enzyme

Als weitere Möglichkeit der biologisch wirksamen Hilfen gegen den Krebs gelten die Enzyme = Steuerungsstoffe. Sie stärken die Abwehrkräfte des Körpers. Den Enzymen wird die Fähigkeit zugeschrieben, Krebszellen zu spalten und aus dem Organismus hinauszubefördern. Enzyme nehmen den Krebszellen u. a. ihre Haft- und Klebefähigkeit und sie verhindern, daß sich diese an den Wänden der Blutgefäße anlagern, haften bleiben, sich vermehren und damit eine Geschwulst oder auch Tochterabsiedlung bilden können. Enzyme sind im eigentlichen Sinne eiweißspaltende Substanzen, die in ihrer Vielfalt im menschlichen Körper ein großes Aufgabengebiet zu erfüllen haben. Die Enzyme steuern sensible, biochemische Umsetzungsprozesse, sie stellen hochwirksame stoffwechselaktive Einheiten her, die fördern, verwandeln und verändern, und sie sind in dieser Weise unverzichtbare Helfer der komplizierten physiologischen Abläufe in Zellen und Geweben und im Blutkreislauf des menschlichen Körpers.

Der Wiener Professor, Dr. Max Wolf, der späterhin in den USA lebte und arbeitete, gilt als Pionier der Enzymforschung. Sein Anliegen war es auch, herauszufinden, wie gerade die Enzyme das Krebsgeschehen beeinflussen und wie sich die Minderung bestimmter Enzymträger auf das Krankheitsgeschehen auswirken können. Prof. Wolf fand heraus, daß Enzyme in Verbindung mit Thymus die allgemeine Abwehrfähigkeit des Körpers unterstützen und daß sie in erster Linie eine Wirkung auf den Blutfluß und die Gerinnungsfähigkeit des Blutes ausüben. Es ist verständlich, daß die normale Fließfähigkeit des Blutes die körpereigenen Abwehrkräfte optimaler unterstützt, als ein träges, von Stoffwechselschlacken angereichertes schweres Blut. Durch eine verminderte Fließfähigkeit des Blutes gelangen z. B. die Lymphozyten, als wichtige Abwehrstrategen, viel zu langsam an den Ort, wo es Fremdstoffe wie Viren und andere Eindringlinge aller Art zu bekämpfen gilt.

Eine weitere erstaunliche Fähigkeit der Enzyme – wenn sie in ausreichendem Maße vorhanden sind – besteht nach den Erkenntnissen von Prof. Wolf darin, daß sie die klebrige Schutzschicht, von denen die Krebszellen umgeben sind, zu lösen vermögen. Innerhalb dieser Schutzschicht sind die sogenannten „Tumormarker“ versteckt. Werden diese freigelegt, können die Freßzellen oder die T-Lymphozyten die körperfeindlichen, kleinsten Einheiten erkennen und ihnen zu Leibe rücken. Die Schutzschicht um die Krebszellen besteht u. a. aus Fibrin, jener Substanz, die auch dem Blut die Möglichkeit gibt, zu gerinnen. Wird sie gelöst, geschieht durch die sogenannte Fibrinolyse eine Art von Aufdeckung der Schutztarnung der Krebszellen. Die Tumorzellen werden durch enzymatische Einwirkungen in ihrer Entwicklung eingeschränkt. Mit dieser Methode beeinflussen sie nur entartete Zellen, während die gesunden unbeeinflußt bleiben. Ein Enzympräparat kann außerdem ganz gezielt direkt an das Krebsgeschwür gebracht werden.

Filme und Dokumentationen zeigen, wie z. B. das Enzymgemisch mit Hilfe eines Katheters in den Magen eines Krebskranken eingeführt und dort direkt in die bösartige Geschwulst injiziert wird. Der Erfolg war, der Tumor löste sich auf und die Wirkung richtete sich nur ausschließlich auf die Krebsgeschwulst. Die Enzymbehandlung im Hinblick auf entartete Zellen und Gewebe weist bereits überzeugende Erfolge auf. Es ist daher auch in diesem Falle unverständlich, warum sie nicht häufiger in der Krebstherapie Anwendung findet, zumal offensichtlich Übergriffe auf gesundes Gewebe nicht beobachtet wurden.

Auch die Enzymtherapie bleibt eine umstrittene, darum aber nicht weniger wirkungsvolle Hilfe im weitgesteckten Rahmen der Immunstärkung, die den „Außenseitermethoden" zugerechnet wird.

Zum Abschluß dieses Kapitels möchte ich Sie, liebe Leser, mit aller Dringlichkeit darum bitten, die Behandlung Ihrer Krebserkrankung nicht leichtfertig „Wunderheilern, Quacksalbern oder Scharlatanen" anzuvertrauen. Immer wieder tauchen solche auf und versprechen „sichere" Heilungen.

Hinter vorgehaltener Hand wird der Geheimtip weitergegeben und dankbar aufgenommen. Ich kenne Menschen, die ihre noch verbliebenen Hoffnungen und dazu ihr materielles Vermögen einpackten, um nach Beirut zu Dr. Balà zu reisen. Sie hofften alle auf das Wunderserum und sie erhielten unter unvorstellbar unhygienischen Umständen nichts anderes, als simpel Bluttransfusionen, die angeblich mit Krebs-Antikörpern angereichert sein sollten.

(Die Spur von Dr. Balà verliert sich im übrigen in den Wirren des Bürgerkrieges im Libanon.)

Rufen Sie, wenn Sie Ihrer Sache nicht sicher sind und vor allen Dingen auch, wenn Sie von herkömmlichen Behandlungsmethoden enttäuscht wurden, Beratungsstellen an, wie Sie im Anhang aufgeführt sind. Schließen Sie sich mit Angehörigen von Selbsthilfegruppen kurz, wägen Sie in offenen Gesprächen mit Experten ab, was für Sie und Ihr persönliches Befinden am besten ist.

XV

Der Schmerz im Krebsgeschehen

Unweigerlich sind der Krebs und der Schmerz miteinander verbunden. Diese Vorstellung hat sich ganz fest bei Betroffenen, Angehörigen und denjenigen eingeprägt, die mit einer mehr oder weniger definierbaren Krebsangst leben. Krebs und Schmerz sind aber keineswegs aneinander gekoppelt. In den Anfangsstadien der Erkrankung ist sogar die weitgehende Schmerzfreiheit symptomatisch. Der Betroffene wiegt sich in Sicherheit, er verspürt das wichtige Signal Schmerz nicht, das ihn zum Arzt, in eine frühzeitige Behandlung bringen könnte. Das Beängstigende an einer Krebserkrankung ist ja gerade in der Tatsache zu suchen, daß der Körper keine Signale aussendet, die den Betroffenen auf das bösartige Geschehen hinweisen. Es scheint, als ob der erkrankte Organismus sein Geheimnis hütet und es nicht preisgeben will, bevor er ein bestimmtes Stadium erreicht hat. Der Krebs ist darum häufig mit einer Schwangerschaft verglichen worden, die ja auch nicht sofort durch sichtbare Anzeichen zu bemerken ist. Selbst im fortgeschrittenen Zustand der Erkrankung bleibt ein großer Teil der Betroffenen von Schmerzbeeinträchtigungen verschont. Prof. Dr. H. J. Senn/ St. Gallen-Schweiz, hat im Jahre 1982 eine Schmerzanalyse von Krebskranken veröffentlicht. Demnach bleiben 60 % der Krebskranken schmerzfrei, nur 6 % erklärten, daß sie bereits zu einem frühen Zeitpunkt unter Schmerz zu leiden hatten und 34 % gaben an, daß sie ständige Schmerzen ertragen. Die Schmerzen der Krebspatienten weisen eine große Vielfalt auf. 84 % von ihnen waren in der Lage, ihren Schmerz genau zu orten. 11 % empfanden ihn als generelle Beeinträchtigung ihres Empfindens und 5 % konnten ihn überhaupt nicht beschreiben. Von den befragten Patienten erklärten 58 %, ihre Schmerzen seien gering bis mäßig, 39 % beurteilten diese als stark und nur 3 % sagten, daß der Schmerz unerträglich sei. Die Schmerzwahrnehmung ist so individuell, wie der Mensch selbst, denn jeder Schmerz wird subjektiv empfunden, ausgedrückt und verarbeitet. Als Schmerzbarometer ist der Seelenzustand des Betroffenen entscheidend. Dieser läßt den Schmerz zur unerträglichen Qual, zum allgemeinen Störfaktor oder gar als gering empfundene Beeinträchtigung werden. Ein akuter Schmerz, z. B. nach einer Prellung, unterscheidet sich vom chronischen Schmerzgeschehen, das z. B. der Rheumakranke ständig empfinden kann. Der chronische Schmerz bohrt und belastet andauernd, zumeist aber in weniger empfundenen Schmerzspitzen, als bei einer gerade stattgefundenen Verletzung. Wie kommt es zu Schmerzen bei Krebs? Sehr häufig werden die direkten Auswirkungen der Behandlung als Schmerzen empfunden. Dazu gehören z. B. diejenigen der unmittelbaren Operationsfolgen. Ebenso häufig sind andere Mißempfindungen wie Migräne, Muskelverkrampfungen u. s. w. Ursachen der subjektiv empfundenen Schmerzsituation. Sie haben im eigentlichen Sinne mehr mit dem Allgemeinbefinden, als mit dem Tumor an sich zu tun. Der Krebsschmerz ist unmittelbar vom Typ des Tumors, vom Stadium der Krankheit abhängig. Der Tumor kann, bedingt durch seine Lage, direkt auf einen Nerv drücken. Er kann den normalen Blutfluß behindern oder auch Entzündungen des Gewebes hervorrufen. Der Krebsschmerz resultiert häufig aus Geschwülsten im Skelettsystem. Er kann durch die Bestrahlung, durch Infektionen oder durch die angewendeten Medikamente während der Chemotherapie hervorgerufen werden oder auch in seelischen Ursachen seinen Ursprung haben. Ängste, Verkrampfungen, vor allem Depressionen wirken schmerzfördernd, während eine ausgewogene Gemütslage die Schmerztoleranzgrenze flexibel gestaltet. Schon die Angst vor eventuell eintretenden Schmerzen, sensibilisiert das persönliche Schmerzempfinden. Der Betroffene verkrampft sich in seiner Schmerzerwartung und der Einstellung, daß er, der Schmerz, unbedingt auf ihn zukommen muß. Machen Sie sich klar, daß die generelle Angst vor dem Krebsschmerz, der auf Sie zukommen kann, Ihre Abwehrkräfte schmälert. Sie vergeuden wichtige Reserven, die Ihr Körper stattdessen der Krankheit als solcher entgegensetzen sollte. Eine wichtige Möglichkeit, der Angst vor dem Schmerz zu begegnen, besteht in Gesprächen mit anderen Krebspatienten, mit Ärzten, dem Pflegepersonal, mit Angehörigen, dem Klinik-Seelsorger und nicht zuletzt mit einer psychologisch geschulten Fachkraft. Versuchen Sie, mit Hilfe klärender Gespräche Ihre persönlichen

„Schmerzverstärker" zu ergründen und nach Möglichkeit abzubauen. Es liegt an Ihnen, sich nicht in Schmerzzustände hineinzusteigern, oder von sich selber zu fordern, unter allen Umständen die Zähne fest zusammenzubeißen. Es gibt eine Reihe von Möglichkeiten, Ihnen bei der Schmerzbewältigung zu helfen, die nicht allein mit der Verabreichung von Medikamenten erschöpft sind. Es ist für Sie wichtig zu wissen und zu beantworten, wann der Schmerz auftritt, ob er bestimmte Gesetzmäßigkeiten entwickelt. Versuchen Sie, Ihren Schmerz genau zu beschreiben und herauszufinden, an welcher Stelle Sie ihn am stärksten empfinden. Sprechen Sie mit dem Arzt darüber, welche Maßnahmen und Medikamente Ihnen am besten geholfen haben und was sich für Sie als wirkungslos erwies. Scheuen Sie sich nicht, über Ihr persönliches Schmerzempfinden zu sprechen. Ein Arzt weiß, daß jeder Patient individuell reagiert und unterschiedlich auf die gebräuchlichen Gegenmittel anspricht. Versuchen Sie, Ihrem Arzt zu beschreiben, ob Sie den Schmerz als stechend, bohrend, hemmend oder brennend empfinden. Der Arzt kann daraus Rückschlüsse ziehen und die Behandlung danach gestalten. Bei Schmerzzuständen, die aufgrund der Behandlung (Operation, Bestrahlung, Chemotherapie) auftreten, werden zumeist Medikamente verordnet. Phantomschmerzen, die sehr häufig nach Amputationen, z. B. bei Wetterwechsel empfunden werden, sind keineswegs Einbildung. Sie können den Betroffenen unerklärbar plagen. Die angebotenen Medikamente bewirken in vielen Fällen keine nachhaltige Linderung. Sprechen Sie mit Ihrem Arzt, um eine geeignete Methode herauszufinden und warten Sie nicht aus Scheu und Verunsicherung ab, bis Sie die Beschwerden völlig zermürben.

XVI
Zum Schluß

Während ich an diesem Buch arbeitete, habe ich mich oft gefragt, wie kann ich Ihnen, liebe Leser, Mut und Hoffnung machen, angesichts einer Situation, die so selten klar zu umreißen ist, in der Widersprüchlichkeiten die Regel und selbst gegensätzliche Meinungen auf nahezu allen Ebenen spürbar sind.

Ermutigt wurde ich von Krebskranken, die ihr Schicksal herausgelöst aus kontroversen Ansichten – eigenverantwortlich und mit bewundernswertem Selbstverständnis – in die Hand nehmen. Immer ist dieser Weg mit Schwierigkeiten verbunden. Leiden, Einsamkeit und Angst bleiben demjenigen nicht erspart, der auf die alleinige Hilfe der Medizin setzt und dabei noch nicht ahnt, wie wichtig die aktive Hilfestellung aus eigenen Kräften ist. Ich danke allen Betroffenen, die mir bereitwillig von ihrem persönlichen Schicksal berichteten und die mir ihre Ansichten, Bewältigungshilfen und Anregungen beschrieben, um diese Denkanstöße weiterzugeben.

Obwohl die Krebsforschung eine Vielzahl von Erkenntnissen über die vermeintliche Entstehung der Krankheit vorweisen kann, so ist sie weiterhin nicht in der Lage zu erklären, wann, warum und wo die Krankheit auftritt.

Wenn allein den Beteiligten nur ein einziger Satz gegenwärtig wäre: „Wer heilt oder bessert, hat recht", könnte allen Menschen, die zu einer positiven Einstellung zum Leben mit Krebs bereit sind, ein hoffnungsvoller, von weniger Angst geprägter Weg in ihre persönliche Zukunft offenstehen.

Maria-E. Lange-Ernst

Literaturnachweis und weiterführende Literatur

Christian Bachmann, Die Krebsmaffia, Edition Tomek, Aurom Verlag/Freiburg-Breisgau 1982.
Dr. Mildred Scheel und Dr. Jochen Aumiller, Der Krebshilfe Ratgeber/Teil 1 und Teil 2, Goldmann Verlag/München 1982 und 1983.
Dr. Josef Issels, Mehr Heilungen von Krebs, Helfer Verlag E. Schwabe/Bad Homburg 1972.
Bergmann, II; Burgess, A.: Ingrid Bergmann, Ingrid Bergmann – Mein Leben, Ullstein/Frankfurt am Main 1980
Dr. Manfred Köhnlechner, Leben ohne Krebs / Wege zum Ziel, Droemer-Knaur München/Zürich 1980.
Gerlind Bode und Ulla Schmalenbach, Ein Ratgeber für Eltern krebskranker Kinder, wbn-Verlag/Dreieich 1984.
Kollegium der Medizin-Journalisten, Herausgeber: Dr. Georg Schreiber, Vorsicht Medizin, Desch Verlag 1975.
Dr. Helmut Anemüller, Das Grunddiät-System, Hippokrates Verlag/Stuttgart 1983.
H.F. Kraybill und Hyron A. Meulmann, Environmental Cancer, Halsted Press 1977.
Walter M. Gallmeier, Uta Bruntsch, Erwin M. Röttinger und Michael Betzler, Praktische Onkologie 3, Medizin Verlag München 1983.
R. Robinson Backer, M.D., Current Trends in the Management of Breast Cancer, Baillière Tindall, London/1977.
G.A. Nagel, R. Sauer, H.W. Schreiber, Krebsmedikamente mit fraglicher Wirksamkeit, W. Zuckschwert Verlag München-Bern-Wien/1984.
Ingeborg Münzing-Ruef, So heilt die Natur, Heyne Verlag, München/1983.
B. Mäder, Richtige Ernährung, glücklicher Körper, Allsan Verlag, Vaduz/1983.
Sharon Faelten, Gesund durch Vitamine, Pietsch Verlag, Stuttgart/1983.
H.E. Wander, G.A. Nagel, Mammakarzinome, W. Zuckschert Verlag München-Bern-Wien/1984.
Michael Lukas Moeller, Selbsthilfegruppen, Rowohlt Verlag, Hamburg/1978.
John A. Mann, Geheimnisse der Lebensverlängerung, Sphinx Verlag, Basel/1982.
Ges. der Ärzte für Erfahrungsheilkunde e. V. Heidelberg, Ganzheitstherapie der Malignome nach Dr. med. Josef Issels, Bender-Offsetdruck/1975.
Helga Prollius, Die Angst liegt hinter mir, Herder Verlag/Freiburg-Basel-Wien/1979.
Hans A. Nieper, Revolution in Technik, Medizin, Gesellschaft, Illmer Verlag/Hannover, 1982.
Anne-Marie Tausch, Gespräche gegen die Angst, Rowohlt Verlag/Hamburg, 1981.
O.C. Simonton, Metthews-Simonton, J. Creighton, Wieder gesund werden, Rowohlt Verlag/Hamburg, 1982.

W. Zabel, Die interne Krebstherapie und die Ernährung des Krebskranken, Bircher-Benner/Zürich, 1977.
Victor und Rosemary Zorza, Chronik eines Abschieds, Ullstein Verlag/Berlin-Frankfurt-Wien, 1983.
Maria-E. Lange-Ernst, Sonnenschein für die Zelle, Semara/Glarus, 1983.
Maria-E. Lange-Ernst, Heilfasten gesund und schlank, Humboldt-Taschenbuchverlag/München, 1981.
Maria-E. Lange-Ernst, Vitamin E, natürliches Lebenselexier, Heyne Verlag/ München, 1984.
Krebsforschung heute, Berichte aus dem Deutschen Krebsforschungszentrum, Steinkopff Verlag/Darmstadt, 1983.
Die Rehabilitation Behinderter, Deutscher Ärzte Verlag, Köln

Fach- und Publikumszeitschriften

Signal-Hilfe und Selbsthilfe bei Krebsgefährdung, Heft 3 und 4/1983, Heft 1 und 2/
1984, Verlag für Medizin Dr. Ewald Fischer, Heidelberg.
Neue Nachrichten vom Sonnenberg, Jahrgang 1983 und 1984, Druck: H. Guntrum, Schlitz.
Leben mit Krebs, Familie – jeder für jeden, Bundeszentrale für gesundheitliche Aufklärung, Dez. 1981.
MSK-Magazin, Heft 1/1984, Mohndruck, Gütersloh.
Psychologie heute, Heft Febr. 1980, Beltz Verlag.
Bunte, Heft 42/1981, Heft 15/1984, Heft 20/1984, Burda GmbH, Offenburg.
Quick, Heft 14/1984, Quick Verlag/München.
Der Spiegel, Heft 20/1984, Spiegel-Verlag, Hamburg.
Stern, Heft 14/1984, Gruner & Jahr, Hamburg.
Leitfaden für Laryngoektomierte, Deutsche Krebshilfe, Mayo-Foundation, Rochester, Minnesota/1977.
Deutsche Apothekerzeitung, 114. Jahrgang, Nr. 26/1974.
Otto Wolff, Die Mistel in der Krebsbehandlung, Vittorio Klostermann, Frankfurt am Main.
selecta, Heft 17/1984 – Schritt für Schritt gegen den Krebs.
Ludwig Kroeber, Das neuzeitliche Kräuterbuch, Hippokrates-Verlag Marquardt & Cie/Stuttgart, 1948.
Ärztliche Praxis, XXXV. Jahrgang Heft 19/1983.
die heilkunst, Heft 11/1983 Magnesium in der Therapie.
Soziale Hygiene – Merkblätter zur Gesundheitspflege im persönlichen und sozialen Leben, Verein für ein erweitertes Heilwesen e. V., 1983.
Medizin heute, Heft 3/1984, Deutscher Ärzteverlag, Köln.

WICHTIGE KONTAKTADRESSEN:

Gesellschaft für Biologische Krebsabwehr e. V., Hauptstraße 27, 6900 Heidelberg, Telefon: 06221/16 15 25.

Deutsches Krebsforschungszentrum Im Neuenheimer Feld 280, 6900 Heidelberg, Tel. 06221/4841

Selbsthilfegruppen der Eltern hämatologisch und onkologisch erkrankter Kinder, Groten Hoff 13, 2000 Hamburg 67, Tel. 040/6038487.

Förderkreis krebskranker Kinder e. V., Büchsenstr. 22, 7000 Stuttgart 1, Tel.: 0711/297356.

Deutsche Ileostomie-Colostomie-Urostomie Vereinigung (ILCO), Bundesgeschäftsstelle, Kammergasse 9, 8050 Freising, Tel. 08161/3344.

Bundesverband der Kehlkopflosen e. V., Bundesgeschäftsstelle Luisenstr. 20, 6440 Bebra 1, Tel.: 06622/1823.

Krebskontaktstelle Frankfurt, Auf der Karnerwiese 5, 6000 Frankfurt/Main, Tel.: 069/590569.

Sonderkapitel:

Vitaminkombination E+C – die sofortige Chance für alle

Wer das Ansteigen der Krebserkrankungen, aber auch die Anwachsrate jener Leiden beobachtet, die immer dann auftreten, wenn sich das Immunsystem des menschlichen Körpers abschwächt, beobachtet, erkennt notgedrungen die Verpflichtung für sich und andere Menschen, alles zu tun, um das eigene Immunsystem ständig zu stärken, aufrecht zu erhalten. Während der Produktion dieses Buches kam es in einem Labor der Universität Heidelberg zu einer Explosion, bei der Nitrosamine freigesetzt wurden. Fünfzig Betroffene kamen sofort in ärztliche Behandlung. Und plötzlich beließ man es nicht mehr bei der sonst üblichen Aussage: Nitrosamine können Krebs erregen, es wurden ärztliche Behandlungen vorgenommen, weil Nitrosamine eben Krebs erregen.

Dies ist ein entscheidender Unterschied zu wissenschaftlichen Aussagen früherer Tage. Die Autorin Maria-E. Lange-Ernst schrieb das Ihnen vorliegende Buch aus ihrer profunden Kenntnis vieler Krebsfälle, um die sie sich mit menschlicher Aufopferung teilweise selbst kümmert. Wie auch hoffentlich Sie, verehrte Leserin, verehrter Leser, spürten Verlag und Redaktion aus jeder Zeile heraus das große Engagement. Krebs und Krebskranke zu verstehen, das kann man nach intensivem Lesen dieses Buches wohl. Hilfsmittel für Krebskranke, Alternativen und Hoffnungen wurden aufgezeigt. Aber, und deshalb fügt die Redaktion überhaupt dem Buch ein Sonderkapitel zu, für diejenigen, die nicht an Krebs erkrankt sind, sondern noch die Möglichkeit haben, ihn zu verhindern, zeigte die Autorin ebenfalls einen Weg auf, der noch einmal ausdrücklichst hervorzuheben gilt.

Bitte halten Sie sich noch einmal das Kapitel über die Vitaminkombination E+C vor Augen. Die synergetische Wirkung dieser beiden Mittel, sofern man stets 200 internationale Einheiten natürlichen Vitamins E und 500 mg Vitamin C nimmt, verhindert die Bildung von Nitrosamine. Daß Nitrosamine krebserregend sein können, behaupten Wissenschaftler in aller Welt schon seit mehr als zwei Jahrzehnte. Und wie ernst diese Aussage tatsächlich zu nehmen ist, beweist in eindrucksvoller Art das eingangs erwähnte, Heidelberger Unglück.

Von der Explosion und der Erkenntnis, daß Nitrosamine Krebs erregen, bis zu unserem täglichen Leben ist es leider nicht weit. Bei unserer heutigen Nahrung ist es unumgänglich geworden, täglich Substanzen zu konsumieren, die eine Nitrosaminbildung im Körper hervorrufen. Im eigenen Interesse, aber auch im Interesse der Allgemeinheit sind wir verpflichtet, uns gegen diese Nitrosamine zu schützen. Jahrelang besteht die wissenschaftliche Erkenntnis und die Verpflichtung schon. An ihrer Verwirklichung in der Praxis scheiterte es jedoch.

Laien wird es stets fast unmöglich sein, sich täglich mehrfach 200 IE natürliches Vitamin E und 500 mg Vitamin C zuhause abzumessen. Gegenwärtig leben wir in einer Phase, in der es als „In" gilt, auch wider besseren Wissens grundsätzlich erst einmal die Pharmaindustrie zu verdammen. Nur ohne sie, das sollte man sich doch zumindest von Zeit zu Zeit wieder in Erinnerung rufen, gäbe es keine Möglichkeit, solche Schutzmaßnahmen zu ergreifen, wie es beispielsweise das erwähnte Präparat Evina E+C, also 200 IE natürliches Vitamin E + 500mg Vitamin C, bietet. Natürlich gibt es dieses Mittel nur in den Apotheken.

Wieviel wir für die Krebskranken tun müssen und können, zeigte Maria-E. Lange Ernst in unserem Buch auf. Es sind zum Teil neue Wege erschlossen worden, um die sie sich verdient machte. Neue Wege müssen aber auch diejenigen gehen, die sich vor Krebs schützen wollen. Sie wurden in diesem Sonderkapitel aufgezeigt. Selbstverständlich ist der Gesamtraum dieses Buches viel zu klein, um alles komplex aufzuzeichnen. Weiterführende Literatur zu empfehlen, war deshalb unumgänglich. Sie finden sie im Anhang dieses Buches. Genau so wie die wichtigen Adressen, an die sich alle Ratsuchenden wenden können.

Anschriften von Tumorzentren, Nachsorgekliniken, Beratungsstellen, Selbsthilfegruppen

Tumorzentren

Arbeitsgemeinschaft Deutscher Tumorzentren e. V., Westdeutsches Tumorzentrum Universitätsklinikum Essen, Hufelandstr. 55, 4300 Essen 1, Tel.: 02 01/79 91 26 37/31 14.

Aachen
Tumorzentrum Aachen, am Klinikum der RWTH Aachen, Goethestr. 27–29, 5100 Aachen, Tel.: 02 41/8 08 95 60.

Berlin
Tumorzentrum Berlin e. V., Bismarckstr. 97, 1000 Berlin 12, Tel.: 0 30/ 3 12 29 89.

Bremen
Tumorzentrum Bremen, Contrescarpe 8 a, 2800 Bremen 1, Tel.: 04 21/32 38 38.

Düsseldorf
Tumorzentrum Düsseldorf, Universität Düsseldorf, Moorenstr. 5, 4000 Düsseldorf, Tel.: 02 11/3 11 85 23.

Duisburg
Onkologischer Arbeitskreis Duisburg e. V., Dt. Johannes-Hospital, An der Abtei 7–11, 4100 Duisburg 11, Tel.: 02 03/5 55 11.

Erlangen
Erlanger Krebszentrum e. V., Sekretär: Prof. Dr. R. Sauer, Schloßplatz 4, 8520 Erlangen, Tel.: 0 91 31/85 34 05.

Essen
Westdeutsches Tumorzentrum Essen, *Hufelandstr. 55, 4300 Essen 1, Tel.:02 01/79 91 26 02/27 35.*

Frankfurt
Tumorzentrum Rhein-Main e. V., *Vorsitzender des Tumorzentrums: Prof. Dr. B. Kornhuber (Gesch. Direktor der Univ.-Frauenklinik), Theodor-Stern-Kai 7, 6000 Frankfurt 70, Tel.: 06 11/63 01 51 15.*

Freiburg
Tumorzentrum Freiburg,Gesch. Direktor des Tumorzentrums: Prof. Dr. Dr.

M. Wannenmacher, Klinikum der Albert-Ludwigs-Universität, Zentrum Radiologie, Abt. Röntgen- und Strahlentherapie, Hugstetterstr. 55, 7800 Freiburg, Tel.: 07 61/2 70 34 67.

Gießen
siehe Marburg,
Tumorzentrum Marburg-Gießen.

Göttingen
Tumorzentrum Göttingen e. V.*, Vorstandsvorsitzender: Prof. Dr. G. Nagel, Abt. Hämatologie/Onkologie, Medizinische Univ.-Klinik, Robert-Koch-Str. 40, 3400 Göttingen, Tel.: 05 51/39 60 47/39 85 35.*

Hamburg
Tumorzentrum Hamburg e. V., Universitäts-Krankenhaus Eppendorf, Martinistr. 52, 2000 Hamburg 20, Tel.: 0 40/4 68-43 54/4 68-43 90.

Hannover
Tumorzentrum Hannover, Karl-Wiechert-Allee 9, 3000 Hannover 61 (Kleefeld), Tel.: 05 11/5 32 29 62.

Heidelberg
Tumorzentrum Heidelberg/Mannheim, Geschäftsstelle, Im Neuenheimer Feld 110, 6900 Heidelberg 1, Tel.: 0 62 21/47 26 45/56 46 82/47 25 92.

Homburg/Saar
Tumorzentrum Homburg/Saar, Geschäftsführer des Tumorzentrums: Prof. Dr. F. Trendelenburg, Medizinische Univ.-Klinik und Poliklinik, Abt. für Pneumologie, 6650 Homburg/Saar, Tel.: 06 84/16 23 63/4.

Kiel
Arbeitsgemeinschaft für Tumorforschung und -behandlung, (Krebszentrum Kiel e. V.), Hospitalstr. 42, 2300 Kiel, Tel.: 04 31/5 97 21 47.

Köln
Tumorzentrum Köln, Universitätskliniken, Generalsekretariat, Lindenburg, 5000 Köln 41, Tel.: 02 21/4 78 55 34.

Mainz
Tumorzentrum Mainz e. V., Generalsekretariat Am Pulverturm 13, 6500 Mainz, Tel.: 0 61 31/17 30 01/17-22 42.

Mannheim
Onkologisches Zentrum Mannheim siehe Heidelberg, Tumorzentrum Heidelberg/Mannheim.

Marburg/Gießen
Tumorzentrum Marburg-Gießen e. V., Vorsitzender des Tumorzentrums: Prof. Dr. F. Heß, (Direktor der Strahlenklinik der Universität Marburg), Robert-Koch-Str. 8 a, 3500 Marburg, Tel.: 0 64 21/28 29 54.

München
Tumorzentrum München,
Sekretariat, Maistr. 11, 8000 München 2, Tel.: 0 89/51 60 22 38/6.

Münster
Tumorzentrum Münster e. V., Vorsitzender des Tumorzentrums: Prof. Dr. F. K. Beller, (Direktor der Univ.-Frauenklinik), Westring 11, 4400 Münster, Tel.: 02 51/83 61 04.

Nürnberg
Institut für medizinische Onkologie/Hämatologie, Prof. Dr. Walter M. Gallmeier, 5. Medizinische Klinik, Klinikum der Stadt Nürnberg, Flurstr. 17, 8500 Nürnberg, Tel.: 09 11/3 98 28 05/6.

Stuttgart
Onkologische Arbeitsgemeinschaft Stuttgart, Leiter der Onkologischen Arbeitsgemeinschaft: Prof. Dr. med. K. Schumacher, Robert-Bosch-Krankenhaus, Auerbachstr. 110, 7000 Stuttgart.

Tübingen
Interdisziplinäres Tumorzentrum Tübingen, Am Klinikum der Eberhard-Karls-Universität, Otfried-Müller-Str., 7400 Tübingen 1, Tel.: 0 70 71/29 27 26.

Ulm
Onkologischer Arbeitskreis der Universität Ulm,, Sekretariat Steinhövelstr. 9, 7900 Ulm-Safranberg, Tel.: 07 31/1 79 22 22.

Nachsorgekliniken und Sanatorien

Sanatorium Sonneneck, Osterstr. 2, 2270 Wyk a. Föhr.

Kurklinik Ratzeburg, Schmilauer Straße 138, 2418 Ratzburg.

Krankenhaus Deisterhort, 3252 Bad Münder 1.

Gesundheitszentrum revita, Promenade 56, 3422 Bad Lauterberg.

Kronberg-Sanatorium, Eulingswiese, 3423 Bad Sachsa.

Sonnenberg-Klinik, Hardtstr. 13, 3437 Bad Sooden-Allendorf.

Werra-Klinik, 3437 Bad Sooden-Allendorf.

Sanatorium Sonnenhof, Kurklinik Dr. van Damsen, 3543 Diemelsee 2.

Waldsanatorium Urbachtal, Dr. Bartsch KG, 3579 Neukirchen-Knüll 1.

Kurklinik Quellental, Wiesenweg 6, 3590 Bad Wildungen-Reinhardshausen.

Kurklinik Wildetal, 3590 Bad Wildungen-Reinhardshausen.

Sanatorium Schloß Hamborn, Rudolf-Steiner-Werkgem. e. V., 4799 Borchen 3 üb. Paderborn.

Sanatorium Bad Oexen, 4970 Bad Oeynhausen 2-Eldinghausen.

Kurklinik Porta Westfalica, Wiesenstr. 29, 4970 Bad Oeynhausen 1.

Kurklinik Hochstaden, 5483 Bad Neuenahr.

Asten-Sanatorium, In der Renau 1–3, 5788 Winterberg.

Sanatorium „Auf der Hoheleye", 5788 Winterberg-Hoheleye.

Sanatorium Fredensborg, 5920 Bad Berleburg.

Odeborn-Klinik,5920 Bad Berleburg.

Sanatorium Haus Berleburg, 5920 Bad Berleburg.

Kurhaus und Kneippsanatorium, Dr. de la Camp KG, 5928 Laasphe.

Kurklinik Emmaburg, 5928 Laasphe.

Sanatorium Göttmann, Klinik für Rehabilitation, 6101 Reichelsheim/Odenwald.

Odenwald-Sanatorium,Waldstr. 7, 6123 Bad König.

Wicker-Klinik, mit Psychoonkologie, 6380 Bad Homburg v. d. H.

Sanatorium Dr. Siegmund KG, Haus Parkvilla, 6412 Gersfeld/Rhön.

Vitalisklinik, 6430 Bad Hersfeld.

Nahetal-Sanatorium,Burgweg, 6550 Bad Kreuznach.

Äskulap-Klinik, Klinik für Ganzheitsmedizin, 6927 Bad Rappenau.

Kurklinik Dr. Vötisch, Herderstr. 10, 6990 Bad Mergentheim.

Filderklinik, 7024 Filderstadt.

Kur- und Rehabilitationszentrum Kurklinik Osterberg, Postfach 120, 7107 Bad Wimpfen.

Oberbergsanatorium, 7107 Bad Wimpfen.

Ev. Heimstiftung e. V., Sanat. Kurh. Reinerzau, 7291 Reinerzau/Freudenstadt.

Sanatorium Grezenbühl, 7297 Ehlenbogen.

Klinik Öschelbronn, 7532 Niefern-Öschelbronn 2.

Sanatorium Valsana, Am Kurpark, 7547 Wildbad.

Kurhaus Nordrach, 7611 Nordrach/Baden.

Sanatorium Nordrach, Winkelwald 55, 7611 Nordrach/Baden.

Kliniken Dr. Schmieder, 7704 Gailingen.

Kurpark-Sanatorium, Bismarckstr. 1, 7847 Badenweiler.

Parksanatorium Aulendorf GmbH, 7960 Aulendorf.

Kurklinik Schwabenland, 7972 Isny-Neutrauchburg.

Kurklinik Überruh, 7972 Isny.

Wallberg-Sanatorium, Roßwandweg 2–4, 8183 Rottach-Egern.

Gynäkologisch-Onkologische Klinik Bad Trissl, 8203 Oberaudorf.

Sanatorium Alpenland, Zenostr. 9, 8230 Bad Reichenhall.

Klinik Schloß Wolfstein, 8393 Freyung-Geyersberg.

Bayerwald-Sanatorium, 8491 Cham-Windischbergerdorf.

Salem-Lindenhof, 8652 Stadtsteinach.

Luitpold-Kurklinik, Bismarckstr. 24/38, 8730 Bad Kissingen.

Schloßbergklinik, Schloßstr., 8974 Oberstaufen.

Kursanatorium Sonnenalm, Kurklinik, Kurstr. 5, 8999 Scheidegg/Allgäu.

Dieses Verzeichnis der Krebsnachsorgekliniken (Reihenfolge nach Postleitzahlen) kann keinen Anspruch auf Vollständigkeit erheben.

Fachkliniken zur Behandlung von Lymphödemen

Walchsee Alpenbad GmbH, A-6344 Walchsee, 88–90, Tel.: 00 43/53 74/52 45.

Klinik für Lymphologie und Phlebologie (Prof. Földi), Am Sommerberg 28, 7821 Feldberg-Altglashütten, Tel.: 0 76 65/2 62.

Feldbergklinik (Dr. Asdonk), Haslachstr., 7821 Feldberg/Falkau, Tel.: 0 76 65/6 64.

Eggbergklinik Bad Säckingen GmbH, Bergseestr. 41–43, 7880 Bad Säckingen, Tel.: 07 76 61/60 15.

Ostsee-Klinik (Prof. Schobert), 2335 Damp 2000.

Gesellschaft für manuelle Lymphdrainage nach Dr. Vodder, A-6344 Walchsee, 88–90.

Deutsche Gesellschaft für Lymphologie, Haslachstr. 37, 7821 Feldberg/Falkau.

Selbsthilfegruppen – Beratungsstellen

Arbeitskreis der Pankreatektomierten e. V., Bundesgeschäftsstelle, Römerstr. 1, 6940 Weinheim, Tel.: 0 62 01/6 82 51.

Bayerische Krebsgesellschaft e. V., Tumblingerstr. 4, 8000 München 2, Tel.: 0 89/53 11 75.

Bundesverband der Kehlkopflosen e. V., Luisenstr. 20, 6440 Bebra 1, Tel.: 0 66 22/29 45 (Mo.–Fr. vorm.).

Deutsche ILCO e. V. (Stoma-Träger), Kammergasse 9, 8050 Freising, Tel.: 0 81 61/33 44 (vormittags).

Deutsche Krebsgesellschaft e. V., Hufelandstr. 55, 4300 Essen 1, Tel.: 04 31/79 91-20 00/20 01.

Deutsche Krebsgesellschaft Landesverband Berlin e. V., Habelschwerdter Allee 16, 1000 Berlin 33, Tel.: 0 30/8 31 10 16.

Deutsche Krebshilfe e. V., Thomas-Mann-Str. 40, 5300 Bonn, Tel.: 02 28/ 65 70 81.

Frauenselbsthilfe nach Krebs e. V., L 4,9 – 6800 Mannheim 1, Tel.: 06 21/ 2 44 34.

Gesellschaft zur Bekämpfung der Krebskrankheiten, Kettwiger Str. 6, 4000 Düsseldorf 1, Tel.: 02 11/7 33 66 55.

Krebsliga Saarland e. V., Eisenbahnstr. 29, 6600 Saarbrücken 1, Tel.: 06 81/ 5 75 01.

Liga für Krebsgefährdete, Gesundheitsforum Wiesbaden e. V., Graf-v.-Galen-Straße 40, 6200 Wiesbaden, Tel.: 0 61 21/46 03 93.